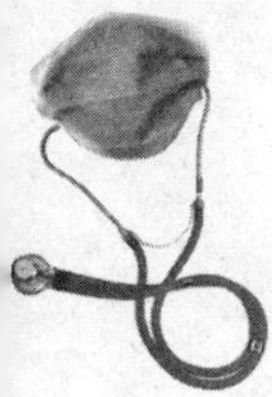

挂号费丛书 **升级版**

姓名		性别		年龄		就诊卡号	

专家诊治白内障

科别	眼科	日期		费别	

沈念慈　王诚忠　主编

升级版

附爱心帖

药价	

上海科学技术文献出版社

图书在版编目（CIP）数据

专家诊治白内障 / 沈念慈等主编．—上海：上海科学技术文献出版社，2012.3

ISBN 978-7-5439-5215-7

Ⅰ．①专… Ⅱ．①沈… Ⅲ．①白内障—诊疗—问题解答 Ⅳ．① R776.1-44

中国版本图书馆 CIP 数据核字（2012）014408 号

责任编辑：胡德仁
美术编辑：徐　利

专家诊治白内障
沈念慈　王诚忠　主编

*

上海科学技术文献出版社出版发行
（上海市长乐路 746 号　邮政编码 200040）
全国新华书店经销
常熟市人民印刷厂印刷

*

开本 850×1168　1/32　印张 6.25　字数 135 000
2012 年 3 月第 1 版　2012 年 5 月第 2 次印刷
ISBN 978－7－5439－5215－7
定价：15.00 元
http://www.sstlp.com

内 容 提 要

本书从临床实际出发，以问答形式，概述了晶状体的解剖、生化、生理和病理等常识。分别介绍了老年性、先天性、外伤性和并发性等各类白内障的病因、临床表现、诊断与防治知识。重点介绍白内障的各种手术方法、人工晶状体植入及并发症等知识。

专家诊治白内障

主编　沈念慈　王诚忠

作者　丁　怡　王　燕　王　薇

朱　力　朱　敏　张小兰

吴　磊　陈华洁　武　蓉

曹珊生

总序

随着人们物质文化生活水平的提高，一旦生了病，就不再满足于“看病拿药”了。病人希望了解自己的病是怎么得的？怎么诊断？怎么治疗？怎么预防？当然这也和疾病谱的变化有关。过去，患了大叶性肺炎，打几针青霉素，病就好了。患了夜盲症，吃些鱼肝油丸，也就没事了。至于怎么诊断、治疗，怎么预防，人们并不十分关心。因为病好了，没事了，事过境迁，还管它干嘛呢？可是现代的病不同了，许多的病需要长期治疗，有的甚至需要终生治疗。许多病不只需要打针服药，还需饮食治疗、心理调适。这样，人们自然就需要了解这些疾病的相关知识了。

到哪里去了解？当然应该问医生。可是医生太忙，有时一个上午要看四五十位病人，每看一位病人也就那么五六分钟，哪有时间去和病人充分交谈。病人有困惑而不解，自然对医疗服务不满意，甚至对医嘱的顺从性就差，事实上便影响了疗效。

病人及其家属有了解疾病如何防治的需求，而门诊的医生爱莫能助。这个矛盾如何解决？于是提倡普及医学科学知识，报刊、杂志、广播、电视都常有些介绍，对一般群众增加些防病、治病的知识，当然甚好，但对于患了某病的病人或病人的家属而言，就显得不够了，因为他们有很多很多的问题要问。把与某一疾病相关的知识汇集成册，是一个好主意，病人或家属一册在手，犹如请来了一位家庭医生，随时可以请教。

上海科学技术文献出版社有鉴于此，新出一套“挂号费丛书”。每册之售价约为市级医院普通门诊之挂号费，故以名之。“挂号费丛书”尽选常见病、多发病，聘请相关专家编写该病的来龙去脉、诊断、治疗、护理、预防……凡病人或家属可能之疑问，悉数详尽解述。每册10余万字，包括数百条目，或以问诊方式，一问一答，十分明确；或分章节段落，一事一叙一目了然。而且作者皆是各科专家，病人或家属所需了解之事他们自然十分清楚，所以选题撰稿，必定切合需要。而出版社方面则亦在字体、版式上努力，使之更能适应各阶层、各年龄之读者需要。

所谓珠联璧合，从内容到形式，“挂号费丛书”确有独到之处。我相信病人或家属读了必能释疑解惑，健康的人读了也必有助于防病强身。故在丛书即将出版之时，缀数语于卷首，或谓之序，其实即是叙述我对此丛书之认识，供读者参考而已。不过相信诸位读后，必谓我之所言不谬。

复旦大学附属中山医院内科学教授

上海市科普作家协会理事长

杨秉辉

专家诊治 白内障

ZHUANJIA ZHENZHI BAINEIZHANG

目录

目录

目录

目录

经医生诊断治疗后病人应怎样进行康复

患了白内障主要有哪些症状

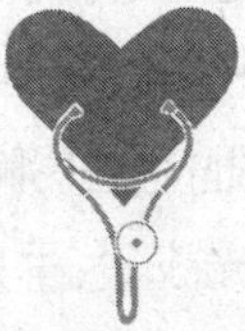

姓名 Name ____________ 性别 Sex ______ 年龄 Age ________

住址 Address ____

电话 Tel ____

住院号 Hospitalization Number ________________________

X 线号 X-ray Number ________________________________

CT 或 MRI 号 CT or MRI Number ____________________

药物过敏史 History of Drug Allergy __________________

患了老年性白内障，会出现哪些症状

① 视力减退：不同类型的白内障对视力的影响不同。轻度的后囊下白内障会严重地影响视力，近视力比远视力下降更明显，可能是由于调节性瞳孔缩小的原因。患核性白内障，近视力好而远视力差。皮质性白内障直到混浊发展到晶状体中央部时才会影响视力，混浊明显时，视力可只有光感。

② 屈光改变：早期核性白内障，可因核部屈光力增强而产生极性近视，原有的近视屈光度增加，原有的老视减轻，不需戴以前常用的老视镜。随着病情的进展，这种现象会消失。

③ 单眼复视或多视：很多白内障病人的病程进展过程中可出现视物变形，单眼复视或多视。这是由于晶状体纤维肿胀和断裂，屈光力改变，尤其是核性白内障，核的屈光力改变明显，类似棱镜作用，产生不规则的屈光状态所致。

④ 眩光：眩光是白内障病人常有的症状，其严重程度可以从白天强光环境下对比敏感度减弱到夜间迎面车灯照射下产生致盲性眩光。

⑤ 飞蚊症：眼前出现固定不动的黑点，这些黑点在注视一个强光背景时特别明显。晶状体有局限性混浊时，其视野可出现盲点。

老年人屈光发生变化要想到与白内障有关

有一些老年人，戴了多年的老花镜，近来反而不戴老花镜也能看书看报，似乎一下子老花眼消失了。还有一些老年人，原来有近视且多年来度数没有加深过，而近来近视度数加深了。为什么有些人年老后要脱掉眼镜，而有些人年老后眼镜度数会加深呢？这是早期白内障引起的屈光变化。

正常人随着年龄的增长，晶状体核逐渐变大、变硬，晶状体皮质密度也相应增高。由于晶状体核的日趋硬化、变大，屈光力也日趋增强，常引起轻度至中度的近视。当与看近物时所需要的老花镜度数相抵消时，仿佛老花眼的现象消失了。而原来有近视眼的则突然近视度数加深了。另外，有些早期皮质性白内障，由于晶状体皮质后不规则混浊，水隙及空泡形成，光线进入时可产生不规则折射及散射，可引起单眼复视或多视，视力下降，这些散光或也需要眼镜予以矫正。以上这些屈光的变化，仅仅是暂时现象。随着白内障的发展，视力进一步下降。

为什么有些人在光线明亮时看东西反而不清楚

大多数老年性白内障病人看东西模糊，光线暗了更看不清楚。但是，也有一些白内障病人正好相反，光线明亮时看东西不清楚，在阴天、暗处反而觉得看东西清楚些。

这种白内障多见于高度近视眼引起的核性白内障、中央皮质混浊或后囊混浊的白内障。这种核性白内障正好处于外界光线进入眼内的交通要道上。当光线明亮时，瞳孔缩小，光线不能通过正中混浊的晶状体进入眼内，看东西会模糊不清。光线暗时，瞳孔扩大，当瞳孔直径大于晶状体核心混浊的直径时，光线通过周围透明晶状体进入眼内，产生稍清晰的视觉。所以，这些白内障病人在光线较强时反而视力差，光线较弱时视力较好。

老花眼度数变浅了 要想到是否患了白内障

老视是人体眼睛衰老的一个标志。没有近视或远视的正常眼，自 40 多岁开始有老花眼，并且随着年龄的增长，逐渐加深。老花眼的表现是看远的东西清楚，从事近距离工作和阅读就比较困难，越小的东西越看不清楚。可是有一些老年人，近视力一年比一年好，以前看书需戴老花眼镜，现在不用戴了。老年人为什么会出现这种变化呢？这是早期白内障尤其是核性白内障屈光变化及调节力减退的结果。随着年龄增长，晶状体核逐渐变大、变硬，屈光力也增大，产生晶状体性近视。当这种近视度数与看近时所需老花镜度数相当时，不用戴老花镜了。所以，当老花眼减轻或消失时，应仔细检查是否有早期白内障表现。这种视力的好转仅是暂时现象，随着白内障的发展，视力会进一步下降。

白内障病人为什么会 出现单眼复视或视物有重影

有些老年性白内障病人以单眼复视或多视就诊，在排除了角膜不规则散光、角膜实质炎、虹膜根部切除、虹膜根部断离、晶状体半脱位、视网膜脱离、大脑皮质损害所致的不完全性偏盲后，可诊断为早期白内障。什么是复视？白内障病人为什么会出现单眼复视呢?

复视是指眼前的一样东西看成有两样东西,两样东西的距离可大可小。如果双眼同时看才出现复视,称为双眼复视,这与白内障无关。当一眼看时,还是有两样东西,称为单眼复视,这可能与白内障有关系。

单眼复视多出现在早期老年性皮质性白内障。由于晶状体皮质后不规则混浊,形成水隙和空泡,光线进入时可产生不规则折射,造成混浊区与周围正常皮质部分屈光指数不一样,引起复视或多视。随着白内障的发展加重,单眼复视或多视现象渐渐消失,视力也进一步下降。

白内障会引起青光眼吗

白内障的形成是晶状体结构逐渐走向衰老的结果。随着医疗科学的发展,白内障已成为可治之症。青光眼对视力的损害是由于病理性高眼压对视神经的压迫,如不及时治疗,会造成永久性的失明。那么,白内障会引起青光眼吗?答案是肯定的。在白内障发生发展的过程中,如不引起注意,是会诱发青光眼的。

老年性白内障在未成熟期,由于晶状体内水分增多,体积不断增大,使晶状体和虹膜内面的距离缩小,房水从后房进入前房的阻力增加,房水易在后房滞留并使前房变浅,这时眼压升高,易诱发急性青光眼。如眼压过高,持续时间较久,可引起眼前段缺血,虹膜粘连,视神经缺血等严重并发症,造成不可逆损害。

在老年性白内障的过熟期,由于晶状体源性葡萄膜炎可引起虹膜与晶状体前囊膜粘连,形成继发性青光眼。另外，吞噬了晶状体皮质的巨噬细胞堵塞前房角会引起晶状体溶解性青光眼。因此，在白内障可以手术时，不应过多地犹豫和拖延。

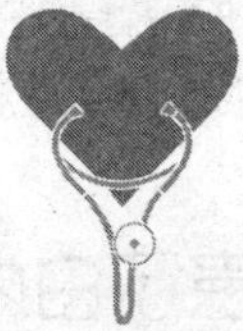

患了白内障
需进行
哪些项目诊断检查

姓名 Name ____________ 性别 Sex ______ 年龄 Age ________

住址 Address ________________________________

电话 Tel ________________________________

住院号 Hospitalization Number ________________

X 线号 X-ray Number ________________________

CT 或 MRI 号 CT or MRI Number ______________

药物过敏史 History of Drug Allergy ______________

怎样确定患了白内障

早期老年性白内障的诊断主要依赖于裂隙灯的检查。当病人年龄在 50 岁以上，出现渐进性无痛性的视力下降，并通过扩瞳检查，发现晶状体有特征性混浊，并排除其他眼病，如青光眼、严重的眼底病、视神经萎缩、眼内肿瘤对视力的影响，诊断即可确定。

患了白内障后应做哪些检查

得了白内障后，应进行定期检查。根据晶状体混浊的范围和程度、对视力影响的大小、病人对视觉要求的高低等因素，来决定检查的项目和间隔的时间，以达到早期诊断、合理治疗的目的。

① 测定视力和最佳纠正视力：最少应每半年检查一次，了解白内障对视觉功能的影响程度与发展速度。对接近成熟的白内障或后囊明显混浊、视力严重减退者，还应做光感、光定位及红绿色觉的检查。

② 裂隙灯检查：了解晶状体混浊范围有无扩大、形态有无变化、后囊是否混浊、有无其他眼病存在等，必要时应散瞳检查。

③ 检眼镜检查：检查玻璃体、视网膜、视神经有无病变，有高度近视者应扩瞳检查眼底，早期发现视网膜变性、裂孔等病变，及时治疗，防止术后并发症发生。

④ 屈光检查：对晶状体不规则混浊、有较多水裂、引起屈光变化者，应根据视力减退的程度和病人的工作性质予

以验光，以达到较好的矫正视力。

⑤ 眼 B 超和眼电生理检查及眼压测量：以鉴别其他眼科疾病引起的视力下降。

⑥ 泪道检查：有无泪道阻塞、炎症、积脓等病变，有泪道疾病者先治疗泪道病。

⑦ 有糖尿病及心血管疾病史者：应同时内科治疗。

怎样看待白内障病人的视力

视力检查是眼科的必查项目。对白内障病人来说，视力的好坏是衡量白内障是否进展的重要标志，并对手术时机的选择也起着重要的作用。

在白内障未成熟期时晶状体混浊对视力的影响，随晶状体混浊的程度与部位的不同而不同，视力可以从 1.0 逐渐下降到 0.1；成熟期白内障晶状体完全混浊，视力常常只有眼前数指、手动或光感。患眼同时也可能有其他因素导致视力下降的眼部疾病。在晶状体混浊并没有严重影响视力，即患眼视力下降主要由其他眼病引起；在晶状体混浊已很严重，即患眼视力下降可由白内障和其他眼病一起造成。因此，应该通过检查排除其他因素。对有近视、远视、散光等屈光方面因素者，应通过验光获得最佳矫正视力。对眼底视网膜、视神经有病变者，应认真检查，确定其对视力的影响。对角膜、玻璃体等屈光间质的病变都应充分估计。因为这些病变的存在，如草率进行白内障手术，不仅不会提高患眼视力，还有可能因并发症等导致患眼视力进一步下降。总之，正确看待白内障病人的视力，分析各种疾病在导致患眼视力下降时所起的作用，对白内障的治疗有很大意义。

为什么有些白内障病人需进行扩大瞳孔检查

扩大瞳孔检查，不是对每一个白内障病人都有必要，但是对一些高度近视眼或怀疑眼底有病变者，是十分重要的。另外，白内障初发期的病人，扩瞳检查对诊断也是必须要的。

核性白内障多见于高度近视眼的人，在白内障进展过程中视力逐渐下降，此时如并发视网膜脱离，往往会因症状不典型而被忽略。另外，一些眼底出血或眼内肿瘤的病人，也会因白内障造成的视力模糊而被混淆。因此，在白内障病程中如视力突然下降，或视力下降的程度与晶状体混浊不相吻合时，应扩大瞳孔，详细检查眼底情况，了解有无其他病变的存在、这些病变对视力的影响程度，以确定对这些病变的治疗措施，保证在未来白内障手术后能获得较好的有用视力。

对老年性白内障初发期的病人，由于混浊多从晶状体周边部开始，在正常小瞳孔时看不到。因此，为了明确诊断，有时也需要扩大瞳孔，发现赤道部的楔形混浊。

为什么有些白内障病人需进行验光

老年性白内障可以同时合并近视、远视或散光。得了白内障视力会下降，视力下降不仅仅是因为白内障，还可能是由于病人本来存在着屈光不正。经过验光不仅可了解屈光状态，并且可知道白内障对视力影响的程度和是否到了可以手术的时候。

如果通过验光视力可矫正到1.0或以上，应考虑扩瞳检查，确定是仅是晶状体密度增高或仅在晶状体赤道部有轻度混浊。这时可以配眼镜，以获得最好的矫正视力。

如果是核性白内障，由于核屈光力增加，产生了晶状体性近视，使原来近视的病人度数增加，原来老视的病人度数变浅，因此，需要验光重新配眼镜。

如果矫正视力在0.3以下，而晶状体混浊并不严重，应扩瞳检查眼底，以了解眼底视网膜及黄斑部有无病变。如果晶状体混浊已很明显，则应考虑手术，已不是验光配眼镜可以解决问题。

为什么白内障病人需检测眼压

老年人常见的致盲性眼病第一位是白内障，其次是青光眼。在有些老年人中，这两种眼病可同时存在。青光眼高眼压对视神经的损害往往是不可逆的，若不及时治疗，会导致永久性的失明。所以，测量眼压是很重要的。

首先白内障诱发青光眼的最常见情况是在未成熟期，由于晶状体囊膜吸收水分，肿胀变厚，引起晶状体与虹膜内面的接触面积增加，房水排出通路受阻，眼压升高，诱发急性闭角性青光眼。白内障在过熟期还会引起晶状体溶解性青光眼，这时需要测量眼压，对诊断和治疗都是有意义的。

其次是一些慢性闭角型青光眼或开角型青光眼病人同

时患有白内障，主诉常常只有视力下降，青光眼的症状多不明显。此时如未查眼底或不测眼压，往往会造成误诊或漏诊，直至视神经受到严重损害而造成永久性失明。

第三种情况是白内障伴有视网膜脱离，此时因有白内障，难以查清眼内情况。这时测量眼压如低于正常范围，应考虑到有视网膜脱离的可能，可做眼 B 超进一步明确诊断。如视网膜脱离，越早手术恢复的希望越大，因此测量眼压具有间接的指导意义。

为什么白内障病人需做眼部超声波检查

超声波检查可以发现眼内及眼眶内的病变，且因不同组织有不同的声学特征，借声像对眼各种组织进行生物测量，在一定程度上辨别肿物的组织学性质。眼科利用 B 型超声波能直接显示病变的大小范围、形态、部位、性质以及与周围组织的关系的特点，对粗略判断成熟期白内障手术的预后有一定的意义。

白内障成熟期的病人由于晶状体完全混浊，用检眼镜无法窥见眼内情况，如有无视网膜脉络膜肿瘤、视网膜脱离、玻璃体混浊或出血等病变，经 B 型超声检查就能了解眼内情况。特别是在有高度近视的白内障，更应注意有无视网膜脱离，超声波检查是必要的。

现代白内障囊外摘除人工晶状体植入术前，也需要借助 B 型超声结合 A 型超声来测定需要植入的人工晶状体度数。

经超声波检查还可以了解高度近视眼的眼轴长度、眼球形态的变化，以避免作球后麻醉时针头误伤眼球。

B 型超声波检查费用比较低廉，且无创伤，故在白内障病人中，为排除眼内病变的首选方法。

为什么白内障病人需做视网膜电生理检查

眼电生理检查主要包括视网膜电流图、眼电流图及视网膜诱发电位等检查。它是一种客观的检查方法，对婴幼儿、老人、智力低下者也是有效的检查手段。它可以选用高强度刺激光、克服白内障的影响、测量视功能，以帮助预测手术后视力恢复情况。

老年性白内障可以造成视力下降，但视力下降不一定都是由于白内障造成。在晶状体混浊并没有严重影响到患眼视力，即患眼视力下降主要由其他眼病所引起，如视网膜循环障碍性疾病、糖尿病伴有视网膜病变、视网膜炎症、视网膜脱离或老年性退行性病变等。在这种情况下，白内障手术不仅不会提高患眼视力，还有可能因并发症导致患眼视力进一步下降。因此，白内障术前必须对视网膜功能情况有所了解。只有当视网膜功能处于良好状态时，白内障手术才有意义，视网膜电生理检查可起到这个作用。

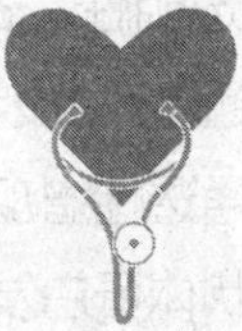

白内障病人

应掌握

哪些基础医学知识

姓名 Name ______ 性别 Sex ______ 年龄 Age ______

住址 Address ______

电话 Tel ______

住院号 Hospitalization Number ______

X 线号 X-ray Number ______

CT 或 MRI 号 CT or MRI Number ______

药物过敏史 History of Drug Allergy ______

什么是白内障

眼睛是一个感觉器官，它精巧的结构和功能使我们能看清世界，其中一个结构是晶状体，它位于虹膜和瞳孔后面，没有血管和神经，依靠复杂的新陈代谢来维持和保证它的营养和透明性。各种因素，如外伤、代谢异常、辐射、中毒、老化、遗传、免疫、局部营养障碍等，引起晶状体囊膜破坏或使其通透性增加，失去屏障作用或导致代谢混乱，其主要成分晶状体蛋白发生变性形成混浊，均可称为白内障。

从解剖学上讲，只要晶状体的任何部位出现混浊，都称白内障。事实上，完全透明的晶状体几乎没有，大多有局限性或孤立性细点状混浊，对视力无影响，不需做任何治疗。

人的眼球结构是怎样的

眼是人的重要感觉器官之一，它似一个复杂的照相机，近似球形。正视眼的眼球前后径平均 24 毫米，水平方向的直径为 23. 5 毫米。眼球位于眼眶前部，借眶筋膜与眶壁联系，周围有眶脂肪垫衬，以减少眼球的震动。眼球前面有眼睑保护，正常眼球向前平视时，由于眼眶外缘较上，下内缘稍偏后，故眼球外侧部分暴露在眼眶之外，易受外伤。

眼球由眼球壁和眼球内容物组成。眼球壁有 3 层，外层由纤维组织构成，在前部为角膜，后部为巩膜；中层为色素层或血管层，前有虹膜，中有睫状体，后有脉络膜；内层为视网膜。视网膜的神经节细胞的轴突汇集而成视神经，经球后、眶部至颅内与大脑相连。眼接受外来的光线刺激，借助视神经的传导将光的冲动传至大脑中枢形成视觉。

眼球内容物包括房水、晶状体和玻璃体。三者与角膜一并构成眼的屈光系统。

正常晶状体的结构

正常的晶状体是具有弹性的透明体，形如双凸透镜，后面较前面凸度大，直径约 10 毫米，厚 4 毫米，中央厚，边缘薄，位于虹膜之后，玻璃体之前。晶状体前面正中称前极，后面正中称后极。前后面交界处称赤道部。晶状体外包有一层高度弹性的薄膜称晶状体囊膜。前面是前囊膜，后面是后囊膜，后囊膜在白内障手术和植入人工晶状体时至关重要。晶状体中心核质较硬，呈微黄色、而无弹性，囊与核之间为晶状体皮质所充满，是较软的无色半固体。随着年龄的增长，皮质逐渐减少，核质逐渐增多。晶状体借助晶状体悬韧带与睫状体连接以固定其位置。晶状体赤道部为圆环形，与睫状体相距约 0.5 毫米。

晶状体的组织结构为晶状体囊膜、晶状体上皮细胞、晶状体纤维和晶状体悬韧带。

晶状体囊膜是怎样的一层膜

晶状体囊膜是一层有弹性的透明基底膜，包裹着晶状体上皮和晶状体细胞。各处厚薄不一，前囊较后囊厚，成年人的前囊较婴幼儿者为厚。晶状体囊是晶状体上皮细胞的分泌产物，为上皮细胞的基膜，囊与上皮紧密相连，两者间无任何间隙。上皮细胞代谢区，即赤道部的前囊及赤道部囊最厚，后囊为胚胎上皮细胞的产物。出生后，后囊下已无上皮细胞，后囊不再增厚，所以后囊最薄。后囊在白内障囊外摘除及人工晶状体植入术中起着重要的作用，它对人工晶状体起着支撑作用。白内障术后病人有些需要做激光治疗，是因为这层后囊膜发生混浊的缘故。这时只需用激光在后囊膜中央打个圆孔，病人又能重新看清事物了。

晶状体由哪些物质构成

晶状体是水晶状组织，本身无血管。晶状体是人体蛋白含量最高的组织，几乎完全是蛋白质成分。年轻人晶状体干物质重量是湿重的35％，而晶状体的干重几乎完全是蛋白质。其蛋白质由可溶性的晶状体蛋白与不溶性的硬蛋白组成，晶状体蛋白质的种类和数量随不同种族、年龄、晶状体的透明度而存有差异。通常年龄越小，水溶性晶状体蛋白所占的比例越大。随着年龄的增长和白内障生成，水溶性晶状体蛋白的量相应减少。晶状体除了蛋白质作为主要组分外，还有氨基酸、类脂质、微量元素等许多非蛋白成分，这些物质在晶状体内对维持正常代谢起着各自的作用，对晶状体的生理功能有所影响。

晶状体在眼球内起什么作用

人们常把眼睛比作一架照相机，角膜、晶状体相当于镜头，瞳孔相当于光圈，脉络膜相当于暗箱，视网膜相当于底片。晶状体在眼内的位置十分重要，功能有以下几点：

① 聚光成像功能：晶状体是凸面透镜，外来平行光线

经晶状体屈折，汇聚在视网膜上，通过神经传导至视中枢，形成视觉。若晶状体发生混浊，则光线通过时发生散射或不能通过，无法聚集在视网膜上，就看不清东西。

② 调节功能：眼的调节功能主要是由晶状体和睫状肌来完成。当人们看近时，睫状肌收缩，晶状体韧带松弛，晶状体变凸，因此屈光力增加，使近处物体落在视网膜上。反之，看远时，睫状肌放松，晶状体韧带紧张，晶状体屈度变平，屈光力下降，使远处物体落在视网膜上。这种调节能力在年幼时很强，随着年龄增长，晶状体弹性下降，睫状肌肌力减弱，调节能力逐渐减退。一般在 40 岁以后就会出现老花眼。

③ 紫外线滤过功能：随年龄增长，晶状体透明度下降，晶状体核趋于硬化。硬化程度越高，其吸收短波紫外线的能力越强。视网膜可免受紫外线的损害。同时，晶状体本身也受到紫外线伤害，渐渐由透明变为混浊。

眼的晶状体为何像照相机的镜头

眼球好像一个自动照相机。它可以通过一系列精细的调整装置，将外界目标的物像清晰地投射在视网膜上，刺激视细胞，经过视神经传导到大脑皮质视中枢，产生视觉。在这个过程中，晶状体相当于照相机的镜头，将来自外界物像的光线聚合起来。平时拍照，要想把人物拍得清晰些，就要对焦，调整镜头与人物间的距离，这样影像才能准确地落在底片上。同样眼睛要看清物体，也需要对焦。看近时，睫状肌收缩，晶状体韧带松弛，晶状体变凸，因此屈光力增加，使近处物体落在视网膜上；反之，看远时，睫状肌放松，晶状体韧带紧张，晶状体变平，屈光力下降，使远处物体落在视网膜上。晶状体正是通过其凸度的变化，改变屈光力，使外界物体成像于视网膜上。一旦晶状体发生混浊，无法将外界的光线投射到视网膜上，从而不可能得到清晰的成像。

随年龄增长，晶状体在结构上有哪些变化

眼内的晶状体纤维在一生中持续不断地新生，像洋葱皮样，一层一层的新生纤维附加上去。但晶状体限制在有限度的晶状体囊内，它不能像皮肤那样把不断角化的上皮脱掉，而是把衰老的早期晶状体细胞逐渐脱水，紧缩到晶状体中心部。像树木的年轮，随着年龄的增长，形成密度不等的层次，其变化的结果是靠近中心的晶状体纤维显示密度最大，屈光指数较高，这部分变性的区域就是硬化的晶状体核部。离前囊近的晶状体纤维容易获得营养，同时也容易受到外伤及有害物质的损害。当糖尿病、肾功能不全、严重腹泻等情况下，血液有害成分含量增加时，晶状体浅层皮质容易受到损害而发生混浊。相反深部的晶状体纤维远离营养供给，较早发生老化，却因浅层皮质的保护而不易受到损害。在颜色上，晶状体蛋白及胶原纤维随着年龄的增长，在代谢过程中积蓄了 glucation 产物，并能把它们转为黄色荧光物质，晶状体中心区荧光产物含量高，其颜色也渐渐变黄。年岁越大，核的颜色越深。儿时几近无色，成年时稍发黄，至高龄时呈暗褐色。

白内障是可治之盲

人们能看清物体是依赖于眼睛的光学传导系统和神经传递系统，即外界的物体形象经由角膜、房水、晶状体和玻璃体构成的眼屈光系统到视网膜，再经视神经传导到大脑而形成视觉。而晶状体混浊形成的白内障，仅仅影响到视觉形成径路上的一个环节而已。只要径路上的其他结构没有功能上的和结构上的病变，把晶状体混浊的障碍去除，视觉形成各径路的完整性得以恢复，眼睛可以重新看清物体。

对于白内障，当视力影响到一定程度时，可以通过选择合适的手术将混浊的晶状体摘除，扫除了外界物体形象传入眼内的障碍，恢复正常的传导，从而又能看见周围世界，即通常所说的重见光明。在摘除白内障时，植入有取代晶状体作用的人工晶状体，大多数人可免除手术后戴高度远视眼镜的麻烦。这些年来，我国越来越多的地方在白内障手术方面采用了具有国际先进水平的白内障超声乳化术加人工晶状体植入术，手术成功率和安全性大为提高，手术后康复也快，视力恢复到正常水平已经比比皆是。既然是可治之盲，那么，有了白内障而忧心忡忡是大可不必的了。

白内障的形成与哪些因素有关

晶状体混浊的疾病称为白内障。晶状体本身透明，无血管，它通过晶状体囊膜吸收房水中的营养物质并排除新陈代谢产物。如果房水成分或晶状体囊膜的渗透性发生变化，或某些因素影响到它的新陈代谢过程，都可引起晶状体蛋白变性，纤维间出现水隙、空泡，细胞上皮增生等改变，透明晶状体变为混浊，即形成白内障。白内障形成的理论目前仍有争议，但能够致使白内障发病的多种危险因素已被确认，如日光及紫外线照射、糖尿病及其他内分泌功能紊乱、用药、吸烟、中暑、腹泻、营养成分、维生素及微量元素缺乏、乙醇（酒精）摄入及氧化损害等。

氧化与白内障有哪些关系

近年来的许多研究提示，眼组织内活性氧、氧自由基的增加，抗氧化防御系统的削弱，可能成为白内障的主要成因之一。

现已得知当体内氧被还原时获得电子数不同而形成多种不同的产物，这些产物如超氧阴离子（O_2^-）、羟自由基（OH）、过氧化氢（H_2O_2）等具有较强的氧化活性，这些活性氧可使晶状体蛋白损伤而导致晶状体混浊。

谷胱甘肽与白内障有何关系

氧损害参与白内障的形成与谷胱甘肽有很大关系。晶状体内还原型谷胱甘肽（GSH）的含量很高，它是强抗氧化剂，可保护晶状体蛋白对抗氧化损害引起的混浊。所有类型白内障中，GSH 均减少，部分氧化，部分与晶状体蛋白结合形成二硫键。谷胱甘肽还可保护晶状体蛋白巯基残余对抗氧化。总之，谷胱甘肽对保护晶状体透明有重要作用，它的缺乏可导致白内障的形成。

维生素与白内障有何关系

① 维生素C:国内外学者很早就在探索维生素C与白内障形成的关系。维生素C是抗氧化剂,能积极清除自由基和单态氧,将其转化为氧化离子。维生素C还参与调节一磷酸己糖旁路代谢。晶状体皮质中的维生素C可防止SH基蛋白的氧化。光化学作用中产生的O_2(超氧化物自由基),对晶状体囊膜离子泵有损害作用,房水中高浓度的维生素C,可预防无血管的晶状体上皮抗O_2^-酶的损害,故维生素C在维持晶状体透明方面有重要作用。老年性白内障病人一般均缺乏维生素C。

② 维生素E:维生素E是脂溶性抗氧化剂,主要功能是保护脂类免受自由基的损害,在晶状体的抗脂类氧化中起重要作用。在试验兔白内障形成过程中,维生素E可使50%的动物白内障形成迟缓。维生素E或它与谷胱甘肽的合剂,对因糖尿病、类固醇及温度升高导致的鼠白内障有保护作用。

③ 维生素B_1、维生素B_2、维生素B_6、烟酰胺等:晶状体的能量来源主要是葡萄糖的无氧酵解。一旦无氧酵解过程受阻,即可造成晶状体内能量短缺。维生素B_1、维生素B_2、维生素B_6、烟酰胺等是该过程多种酶的辅酶,可调节糖的代谢。老年性白内障病人维生素B_2明显降低,饮食中补充维生素B_2有利于老年性白内障病人。

微量元素与白内障有何关系

① 锌:是晶状体代谢中不可缺少的重要金属离子。

100 多种酶含有锌元素，它参与机体多种代谢，与多种酶、核酸和蛋白质合成密切相关，构成生物膜和脂蛋白成分，对抗膜的过氧化作用，稳定细胞膜的结构和功能。研究发现，白内障与锌代谢有关，白内障病人含锌酶的活性低于正常，补锌后这些酶的活性可增高、糖代谢障碍可消除。

② 超氧化物歧化酶（SOD）：是晶状体内重要抗氧化酶，是体内抗氧化反应的第一道防线。人体 SOD 是一种含钙－锌酶。晶状体中 SOD 主要位于上皮细胞内，锌降低时，SOD 活性减弱，还原 O_2^- 能力下降，导致白内障形成。

③ 钙：钙是晶状体代谢重要离子。研究发现，白内障晶状体含钙增高是由于钙在被动扩散，丧失主动转运能量来源，钙在晶状体中堆积。低血钙病人易并发低钙性白内障，提示低钙是白内障发生的诱因。

④ 磷：磷主要参与对生命活动重要的物质代谢过程，如构成磷脂、生物膜，参与能量代谢。白内障晶状体磷低必然会影响到晶状体上皮细胞膜及纤维细胞膜的组成，影响晶状体能量代谢，有利于白内障形成。

⑤ 锂：锂能代替钾作为钠－钾－三磷腺苷（ATP）酶激活剂。当血清锂降低时，钠－钾－三磷腺苷酶激活受到影响。锂在晶状体中主动运出受到抑制、被动转入晶状体内。锂在晶状体中积蓄，同时由于钠－钾－三磷腺苷酶活性抑制，晶状体能量代谢障碍，最终导致晶状体混浊。

另据报道，白内障晶状体中锌、钾、砷、铷、锑、铋等较透明晶状体明显降低，钙、铁、锂、铬、钡含量较透明晶状体中升高明显。

随着白内障的发展，血清中锌、镁、钛、硅、锡含量逐渐降低。白内障成熟时，血清中除镁外其余含量均降至最低，而铝含量逐渐升高，白内障成熟时最高。白内障房水中钙、钾含量较透明晶状体明显升高。

由此可见，微量元素与白内障密切相关，可能是白内障致病因素之一。

吸烟与白内障有关联吗

根据国外对 1 029 名志愿者的调查，对于现在每天吸烟 15～24 支的中度吸烟者，以及现在和过去每天吸烟 25 支以上重度吸烟者，吸烟与核性白内障与统计学相关。与不吸烟者相比，现在每天吸烟 14 支以下的轻度吸烟者晶状体核性混浊的相对危险性为 2.5，现在中度或过去重度吸烟者为 2.7，现在重度吸烟者为 3.0。

结果表明，早期晶状体混浊与吸烟量有内在的联系，中、重度吸烟者发生晶状体混浊的危险性逐步增加。两个年龄组的相对危险性近似。过去曾大量吸烟的中年者，发生早期晶状体混浊的危险性大 2 倍。这些都说明吸烟是发生白内障的危险因素。

阳光和紫外线与白内障的形成有关联吗

早在 20 世纪 50 年代初期和中期，我国一些眼科学者对老年性白内障在国内各地的发病率做了调查，近期又有资料表明，老年性白内障的发病率以西藏和新疆最高，分别为 1.12%和 0.33%，上海、北京、广东次之。在国外，以印度发病率较高。因而许多学者把阳光和紫外线列为白内障

（主要是老年性白内障）的病因之一。目前已知长波紫外线（300～400纳米）可造成晶状体蛋白的化学变化、生长活跃的上皮细胞的病理改变。几乎所有大于300纳米的紫外线均能穿过正常人的角膜和房水。随着年龄的增长，紫外线产生荧光色基在角膜内积蓄。正常情况下，只有少量的阳光射线进入眼内，但晶状体长期遭受紫外线照射后，可产生积累性的光化学损伤。已在鼠、兔的试验性白内障中得到证实：晶状体比其他眼组织能更有效地吸收长波紫外线。光化学积累损伤的结果，可产生晶状体显色团。当晶状体老化时，紫外线产生的荧光显色团数目和浓度均有所增加。在晶状体蛋白缓慢更新的过程中，转老的大分子（即蛋白）积蓄在晶状体核内，最终导致深棕色内障或黑色内障的发生。

通过流行病学的调查证实，日照时间长的地区，老年性白内障的发病率显著高于日照时间短的地区，其中以核性白内障表现明显。我国西藏地区海拔高，有世界屋脊之称，太阳辐射强，白内障的发病率明显高于平原地区。老年性白内障的发生除了生物的耐受性不同外，还取决于对光照的吸收强度，并与整个天空的照明度有关。皮质性白内障的发生与核性白内障不同，前者没有明显的荧光色素改变。

长时间强烈的阳光和紫外线照射是老年性白内障重要病因之一。这提醒人们，在强烈的阳光下，应很好地保护眼睛，使之免受阳光和紫外线的伤害，以减少老年性白内障的发病率。

为什么老年人易患白内障

老年性白内障是老年人常见的致盲原因。据统计，在

50～60 岁的老年人中发病率为 60%～70%，在 70 岁以上的老年人中可达 80%以上，通常为双眼先后发病。为什么老年人得白内障的机会比年轻人多呢？近年来的研究表明与以下几方面的因素有关。

① 生理性老化：随着老年人全身器官的功能减退，常有全身及眼部的动脉硬化，肝脏代谢功能减退，肾脏排泄功能紊乱，都有可能产生一些有毒物质。虽然晶状体本身没有血管，但能通过晶状体囊膜与周围物质交换，当有毒物质进入晶状体后，引起晶状体蛋白变性，逐渐形成灰白色混浊。

② 老年性内分泌功能紊乱：如老年性糖尿病、甲状腺功能减退等，也是老年性白内障发展加快的原因。

③ 紫外线的照射：太阳光的长期照射，影响晶状体氧化还原过程，促使白内障的形成。在日照充分的地区（高原、南方）老年性白内障的发生年龄偏早。

④ 营养障碍：某些维生素的摄入不足，及许多离子物质的平衡失调，如钠、钾、镁、碘、氯化物等。

⑤ 遗传因素：部分老年性白内障与遗传有关。

老年性白内障是怎样发展的

老年性白内障是缓慢发展的慢性眼病。从白内障初期到晶状体完全混浊所需时间很长，一般为 2～5 年，也有长达 10 年或 10 年以上的，也可长年停止在初期阶段。按白内障发展过程可分为 4 期。

① 初发期：晶状体前后皮质周边部出现楔型混浊，其基底在赤道部，尖端朝向瞳孔中央，最初多发生在下方，继

之两侧及上方也出现类似混浊，呈辐射状排列。此时晶状体大部分透明，瞳孔区未受侵犯，视力可能不受影响或影响不大。此期混浊发展缓慢，可经数年才到下一期。这时药物治疗可能有些疗效。

② 未成熟期：晶状体混浊由赤道部向中央发展，各混浊区可互相融合，常呈弥漫性混浊，但因前囊下尚有部分透明的晶状体皮质，故虹膜新月形投影存在。此期晶状体会吸收水分，发生程度不同的膨胀，故有时又将此期称为膨胀期。有闭角型青光眼素质者，因前房变浅，瞳孔阻滞，可引起青光眼的急性发作。此期视力明显减退，眼底不能窥入。

③ 成熟期：晶状体完全混浊呈乳白色，核有时呈棕黄色，虹膜投影消失，晶状体肿胀消退，前房深度恢复正常，眼底不能窥入，视力降至光感或手动。此时药物治疗已无效果，应尽早选择手术摘除白内障。

④ 过熟期：如成熟期白内障不及时手术治疗，经过数年后会发生过熟，表现为晶状体皮质液化或钙化，呈乳糜状半液化物质，棕黄色硬核下沉，整个晶状体逐渐脱水皱缩变小。晶状体核下沉后可使视力突然有所提高。但是，液化的皮质渗漏到晶状体囊膜外，可引起晶状体蛋白过敏性葡萄膜炎。长期存在于房水中的晶状体皮质可被巨噬细胞吞噬，堵塞前房角引起继发性青光眼，称晶状体溶解性青光眼。此期中晶状体韧带常发生退行性变而断裂，整个晶状体随重力作用沉入下方玻璃体内，称为晶状体脱位。

老年性白内障有哪些类型

根据白内障开始形成的部位，老年性白内障分为皮质性、核性和后囊下性3类。这些类型可以单独存在，也可以是两种类型同时存在。

皮质性白内障是最常见的老年性白内障。通过手术证实皮质性白内障（包括未成熟期、成熟期、过熟期）占各种类型白内障的65%，核性和后囊下性白内障占35%。通过裂隙灯显微镜检查，皮质性白内障占50%以上，核性和后囊下性白内障分别各占25%。其中以皮质性白内障发展速度最快，按其发展过程分为4期。核性白内障发展一般比皮质性白内障慢，对视力影响也缓慢。后囊下性白内障的病程也很缓慢，后期合并晶状体皮质和核混浊，最后发展为成熟期白内障。

皮质性白内障有哪些特点

皮质性白内障占老年性白内障的65%以上，可单独存在或与核硬化伴发。在其发展过程中分为4期，即初发期、未成熟期、成熟期和过熟期。从初发期到成熟期可经过不同的时间，从十余月至数十年不等，视力下降程度也有所不同。

皮质性白内障有楔形混浊、皮质水化作用引起的透明裂隙及板层分离、核周点状混浊。发展的快慢取决于透明裂隙及板层分离的程度。单纯楔形混浊发展很慢，经过若干年后有1~2条混浊的尖端伸进瞳孔，核周点状混浊即在成人核外的点状混浊扩大增多，常伴有冠状白内障。无论楔型混浊或核周点状混浊，若合并有皮质的透明裂隙及板层分离，则发展速度大大加快。最初的水肿是可逆性反应，以后蛋白变性以至凝固，最终导致整个晶状体完全混浊。

皮质性白内障常造成不同程度的视力下降并丧失对比敏感度。典型症状包括对迎面来的车灯或其他强烈聚光光源来的光发生致盲性眩光，这些症状常在夜间造成更大的麻烦。当皮质性白内障虹膜投影消失，表示已进入成熟期，应及时选择手术治疗，避免因白内障的过熟而带来并发症的发生。

核心性白内障有哪些特点

核心性白内障占老年性白内障的20%~25%。此种白内障发病年龄较早，一般40岁左右开始，但发展速度很慢，可经历数年至数十年。由于核硬化超过了正常范围，光化学损伤引起色素在核内蓄积，同时伴有不可溶性蛋白的增加，核逐渐由透明变为黄色、棕色甚至黑色，故有棕色内障和黑色内障之称。

核混浊开始于胚胎核或成人核，前者较多见，以后逐渐发展到成人核完全混浊。由于晶状体核密度增加，其早期改变为屈光指数明显增加，以致病人诉说老视减轻或近视程度增加，可达5~10个屈光度，即产生所谓晶状体性近视。因晶状体周边部的屈光力仍保持不变，因此对视力影响不大，但在强光下因瞳孔缩小而使视力减退。由于核硬化引起的棱镜作用，病人偶尔会有单眼复视或多视。此种白内障发展较缓慢，一般病情发展到相当程度，仍能保持较好的近视力，直至晶状体核变为深棕色或棕黑色或晶状体皮质也发生混浊时，近视力才显著降低，眼底不能查见。由于核进行性变黄，还能造成辨色力下降。

后囊下性白内障有哪些特点

后囊下性白内障比皮质性白内障的发病年龄早，可能与糖尿病或长期使用皮质类固醇有关。开始时如同淡薄的彩虹样，进一步发展成为颗粒状混浊，以后扩大成伴有空泡和结晶的斑块，外观如锅巴状，位于晶状体后囊下浅层皮质，形如茶盘，故又称为盘状白内障。混浊区位于视轴，早期就表现出比较明显的视力障碍。由于调节时瞳孔收缩，近视力受累更为明显，即使此时在暗室中视力仍很好，但病人常被眩光症状所困扰。

后囊下性白内障较易发生误诊，因为有时视力已低于0.1以下，而晶状体的皮质和核还保持透明，必须散瞳后在裂隙灯下检查。此类白内障病程缓慢，后期合并晶状体皮质和核混浊，最后发展为成熟期白内障。

哪些因素会加快老年性白内障的形成和发展

老年性白内障是老年人常见的致盲原因，哪些因素可加快老年性白内障的形成与发展，是很多老年人关心的问题。目前比较明确的因素有：

① 生理的衰老：随着年龄增长，常有全身动脉硬化、肝脏解毒功能障碍、肾脏排泄功能减退等，致使一些有毒物质渗入晶状体，引起晶状体蛋白变性，纤维肿胀，最终发生混浊。

② 内分泌紊乱：糖尿病、甲状腺功能减退，均可促使老

年性白内障的发展加快。由于晶状体的葡萄糖含量增加，渗透压增加，晶状体吸收水分，形成纤维肿胀变性和混浊。

③ 紫外线照射：长时间强烈的阳光和紫外线照射，可使晶状体内产生自由基物质，影响晶状体的氧化还原过程，促使晶状体蛋白的变性。

④ 营养障碍：如维生素 C、维生素 E、维生素 B_2、谷胱甘肽等缺乏；许多离子物质如锌、钾、钙、硒、碘化物、氯化物等的平衡失调，可加快老年性白内障的发展。

⑤ 有害物质：研究表明，长期腹泻及肾功能障碍可引起白内障，现已证明可能与氰酸盐中毒有关。大量吸烟、饮酒、应用激素类药物、抗癌药物等，均可引起不同程度的白内障。

医生对白内障病人会进行哪些诊断治疗

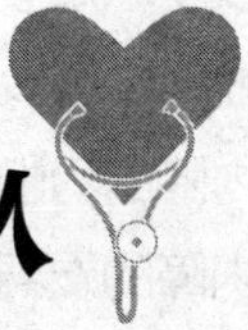

姓名 Name ________ 性别 Sex ____ 年龄 Age ________

住址 Address ________________

电话 Tel ________________

住院号 Hospitalization Number ________________

X 线号 X-ray Number ________________

CT 或 MRI 号 CT or MRI Number ________________

药物过敏史 History of Drug Allergy ________________

老年性白内障可用药物治疗吗

白内障是老年人的常见病和多发病，人们一直希望最好不要手术，能用某种药物或非手术方法来治好白内障，但现在还是以手术治疗为主要的解决办法。

中外眼科学家及药物研究工作者多年来一直在探索研制治疗白内障的药物，但是由于白内障的发病机制，特别是老年性白内障的发病机制一直未能完全了解，目前有关治疗白内障的药物不能得到人们所期待的效果。一些药物和制剂被认为有效，仅是根据理论性或动物实验结果，即使是临床实验，从流行病学和统计学要求来看，所得资料与结论缺乏可信性。

维生素 C、维生素 E 和维生素 B_2 对保护晶状体免受损害和维护晶状体代谢有作用，可作为白内障辅助治疗的药物。还有一些药物，如谷胱甘肽等，在实验理论上对白内障有治疗作用，依这些理论而生产的药物，经多年的临床使用，从宏观上看，并没有起到阻止白内障发展的作用。从目前使用的药物效果看，对一些早期白内障也许能使视力有些提高，但对已很明显乃至已到成熟期的白内障再用药物，不会有什么效果。

鉴于目前市场上防治白内障的药物较多，作用机制不同，对于患有早期老年性白内障的人们，可根据自己的具体情况（如身体的体质、营养状况及眼睛的局部情况），在眼科医生的指导下，可选用一些可口服的维生素、抗氧化制剂、中药制剂及具有改善眼部代谢与循环及刺激性较少的局部用眼药水。对于已明显发展的白内障，且对工作与生活造成困难的病人，应考虑采用手术治疗。

药物治疗白内障是怎样起作用的

治疗白内障的药物包括局部用的眼药水和口服的药物。眼药水滴入结膜囊内，通过药物的渗透作用，穿透角膜、进入房水，再以简单扩散运动通过白内障晶状体囊膜，作用于晶状体蛋白，防止白内障的形成与发展，一小部分眼药水被眼表面（球结膜）小血管吸收，另一部分可流入泪道，被鼻腔黏膜吸收而进入全身。

全身给药（口服）后，药物首先进入血液循环，并随血流到达眼部各组织。血流量丰富的组织，药物浓度高，如结膜、虹膜、睫状体、视网膜脉络膜等，通过扩张这些组织器官的血管，增加血供，提供所需药物，以达到防治白内障的目的。

治疗白内障的药物有哪些种类

治疗白内障，应根据不同的病因采取不同的方法。如对由酮体引起的晶状体混浊应进行药物治疗；与营养代谢有关的，应着重增加局部和全身的营养；与调节有关的，应矫正屈光不正与老视（即老年人要及时戴老花眼镜）。糖尿病性白内障应根据晶状体代谢的各个不同环节进行治疗。有人认为，白内障是由于晶状体蛋白过敏所引起，故提出使用免疫方法治疗；有人认为与内分泌紊乱有关，需用内分泌药物进行治疗。常用的药物有以下几类：

第一类为促进晶状体混浊吸收药物

此类药物可促进晶状体混浊皮质的不可溶性蛋白吸收，减少晶状体内游离水分，以制止水肿而发展为混浊。常用的有：a. 氨肽碘。b. 脱水药物：甘油、尿素、氯化物。渗透性白内障病人局部应用能引起晶状体脱水而增进视力。c. 局部充血药物。视明露（Succus sinerarin maritima）就是这类药物，可使眼局部充血，增加血供。临床实验报告，用于初期白内障最满意。

第二类为促进晶状体生化代谢药物。包括以下几类：

① 氧化还原反应系列：a. 谷胱甘肽。实验证明，可阻止白内障进展和恢复晶状体透明度。b. 维生素 C。是一种抗氧化剂，阻止或延缓老年性或糖尿病性白内障的发生。c. 维生素 E。老年性白内障的晶状体维生素常处于缺乏状态，口服维生素 C、维生素 E 可使白内障的形成得到延缓。d. B 族维生素。晶状体内的能量来源主要是葡萄糖的无氧酵解，B 族维生素的缺乏可使无氧酵解过程受阻，造成晶状体内能量短缺，影响晶状体代谢。e. 类胡萝卜素。对白内障的预防作用与其在血中浓度成正相关。f. 钙通道阻断剂[硝苯地平（心痛定）、维拉帕米（异搏定）、尼莫地平]。限制钙进入晶状体细胞，可有效地阻止白内障的形成。g. 牛磺酸。能推迟由离子辐射所致的白内障。

② S 醌类药物：晶状体内色氨酸代谢异常产生的醌类使晶状体蛋白变性混浊，用药物与醌体结合从而抑制蛋白混浊。常用有吡诺克辛钠（卡林 U、卡他林、白内停）、法可利晴等。

③ 糖还原抑制剂：可有效延缓实验性糖性白内障出

现，如苄达赖氨酸（莎普爱思）、阿司匹林等。

第三类为中药

中医观点认为，老年性白内障的病因是年老体弱、肾阴不足、脾虚、精血亏损。临床分为肝肾两亏、脾胃虚弱、气血两亏3大类。肝肾两亏治以补益肝肾、益精明目，代表方是六味地黄丸、杞菊地黄丸等。后两者补气扶脾、养血明目，代表方有补中益气汤、益气聪明汤、磁朱丸、夜光丸、障眼明口服片（由肉苁蓉、萸肉、杞子、蕤仁肉、党参、黄芪、甘草、升麻、川芎、菊花等药物经提炼制成药片）。局部用药有：a. 障翳散，具有行滞祛瘀、退障、消翳的功效。主要原料为珍珠、麝香、梅冰、制炉甘石等。b. 麝珠明目液，成分和作用与障翳散基本类同。

此外，还有免疫学方法。原理为用蛋白引起特异抗体—抗原反应，使晶状体产生吸收混浊层。仙诺灵（Sanolent）含有晶状体蛋白，试验表明能增进老年性白内障病人视力。

据国外报道，用性腺制剂、腮腺素及垂体素等治疗白内障，用胰岛素治疗糖尿病性白内障，甲状腺素治疗甲状腺功能减退性白内障。

中医中药治疗白内障有哪些方法

治疗白内障，中医中药有单独应用内、外治疗，或者两者结合应用。

① 内治：辨证论治：该证辨治多采取分型施治。

a. 肝肾两亏型

主要体征：头晕耳鸣，腰酸背痛，舌淡，脉细弱。

治则:补益肝肾。

方剂举例:杞菊地黄汤。伴阳虚体征,另服金匮肾气汤;伴心肾不交体征,另吞磁朱丸;伴肺虚燥热体征,另吞金水丸。

b. 脾胃气虚型

主要体征:面色无华,精神萎靡,饮食乏味,舌质淡边有齿痕,脉缓弱。

治则;健脾益气。

方剂举例:补中益气汤。有热象者,益气聪明汤;伴有心脾两虚体征,归脾汤;伴痰湿体征,六君子汤。

c. 阴虚阳亢型

主要体征:头痛眩晕,口干,舌赤,脉细弦。

治则:平肝潜阳。

方剂举例:二石二至汤,化障汤。

② 外治:该证外治的研究,主要围绕局部给药,所选药物按照药理,分促进吸收剂与营养代谢剂两类。前者是利用药物的性能,以改变晶状体的无机成分,或者作为晶状体的脱水疗法,借以促进混浊的吸收,这些药物主要为含有丰富碘或某些微量元素的中药制成;后者用以改善晶状体的营养代谢,主要为含有丰富维生素与氨基酸的中药制成。所用药物有单用中药,或者配合西药,经提炼制成眼药水或眼膏,用以滴眼、涂眼,也有采取电离子透入或结膜下注射的方法,经临床应用,疗效较好。

老年人患了白内障需要立即手术治疗吗

经常听老年人说,自己患了白内障,非常紧张,不知是否要马上去医院做手术治疗。其实，老年性白内障是老年人常见及多发的眼病。随着年龄的增长，晶状体的清晰度逐渐不同程度地下降，出现车轮状、羽毛状的混浊或皮质密度增加，或皮质不均匀混浊等早期白内障现象。晶状体周边部的一些混浊不影响中心视轴的视力，此时病人视力可没有明显的改变。有的人看书反而不用戴老花镜了，仅看远不如以前清亮。这是由于晶状体日趋变硬、变凸，密度增加，使它的屈光力增强，形成了"晶状体性近视"。晶状体变硬、变凸还可使晶状体原有的调节力减弱，一些有轻度潜在远视眼的人可出现远、近视力减退。另一些白内障皮质不规则混浊，有水隙及空泡形成，光线进入时可产生不规则折射及散射，可引起单眼复视或多视。所有这些都是早期白内障引起的一些屈光变化，不必忧虑，不用紧张。此时应首先到医院请眼科医生作屈光检查，配戴合适的眼镜，在一段时间里可以将视力提高到较理想的程度。同时还可以点用白内障眼药水，补充维生素、微量元素（如维生素 C、维生素 E、锌）等来减缓白内障的发展。有一部分老年人由于全身代谢因素及外界环境的影响，白内障渐渐发展成熟，严重影响视力，戴眼镜不能提高视力，此时应考虑手术治疗。

老年性白内障发展到什么程度才能进行手术治疗

这个问题应根据病人的综合情况考虑，如晶状体混浊程度、视力情况、病人全身情况、病人工作性质对视力的要求等。过去认为，老年性白内障要等到看不见东西，晶状体完全混浊才是手术的最好时机。这是因为传统的白内障囊内摘除术要将混浊的晶状体完整取出，只有等到白内障成熟，它的悬韧带老化、易于断离，手术才会比较安全。近年来，用显微手术来治疗白内障，不用等到病人“伸手不见五指”，白内障完全成熟才做手术了。这是因为白内障现代囊外摘除加人工晶状体植入术，必须保留晶状体的后囊膜以支撑人工晶状体，要求悬韧带有一定的坚韧性，手术时机可以提前。超声乳化术更是要求晶状体核较软，手术才容易成功。白内障到了成熟期，核太硬，手术难度提高，也不安全了，手术后的反应和并发症也会增多，手术反而早一些做较好。一般只要病人感到工作、生活不方便，阅读有困难，视力不够用了时，即可考虑手术治疗。当然还须做一系列眼部检查，除外玻璃体、视网膜、视神经等影响视力的疾病存在，尽可能避免做了白内障摘除手术，视力仍不能提高的情况出现。

目前，多数人认为，白内障病人最佳矫正视力已低于0.3，在无特殊情况下，可考虑手术治疗。

另外，当老年性白内障由于晶状体膨胀引起眼压升高，出现继发性青光眼，要及时做手术治疗。青光眼高眼压可引起视神经损害，导致失明。

白内障晚期不及时手术会有危害吗

随着人均寿命的延长，老年性白内障的发病率在逐渐上升，已成为我国致盲的主要原因之一。手术是彻底治疗老年性白内障的唯一有效方法。但有些病人出于对手术的恐惧，在该手术时犹豫和拖延，致使错过了最佳手术时机，且因并发症的出现给治疗带来很多困难。

老年性白内障到了过熟期会出现很多并发症。a. 晶状体皮质溶解吸收，可引起晶状体蛋白过敏性葡萄膜炎，表现为结膜水肿、角膜混浊、角膜内皮有羊脂状沉着物、玻璃体混浊。重症者可出现视网膜及黄斑水肿。b. 过熟期白内障由于晶状体韧带老化易产生晶状体脱位，玻璃体涌入瞳孔区引起瞳孔阻滞，影响房水循环，有的可导致眼压升高。c. 由于晶状体皮质溶解进入前房，被巨噬细胞吞噬的晶状体蛋白阻塞小梁网，引起晶状体溶解性青光眼。d. 过熟期白内障由于囊膜特别薄，剧烈的震动可引起晶状体囊膜破裂，晶状体核脱入前房或玻璃体中引起继发性青光眼或葡萄膜炎。

一旦发生以上并发症后，虽然及时给予治疗可挽回一定的视力，但终究不如白内障及时手术的效果好。为避免可能出现的这些并发症，对白内障在已可手术时应及时手术。

白内障手术有年龄限制吗

随着现代眼科显微手术技术的迅速发展，先进医疗器械的运用与手术方法不断更新，白内障手术所需的时间已大大缩短，效果显著提高。同时，手术对于人体所造成的创伤也已明显减小。因此，老年性白内障病人，只要全身情况允许，一般都能耐受此项手术，在年龄上已不作绝对性限制，即使 100 岁以上的老年人照样可以接受白内障手术治疗。

当然，对于高龄老人，由于各脏器功能的衰退，多种慢性疾病的存在，机体的反应能力降低，不能说手术完全不存在一定的危险性。对于高龄老人手术，术前更应缜密仔细地了解病情，详细检查设计手术方案，必要时需请有关科室共同协助，以期达到手术成功。

有高血压、冠心病及脑血管病变的病人能否做白内障手术

老年白内障病人常常同时患有心脑血管疾病，他们能否承受白内障手术？这要根据所患疾病的类型、程度及心功能情况而定。白内障手术是眼科常见的显微手术，局部麻醉，手术时间短，对全身器官功能影响不大，一般的心、脑血管病人，如心功能尚好的冠心病，代偿良好的风湿性心脏病，控制稳定的高血压病，康复期的脑血管意外等，都可以耐受白内障手术。但是由于病人对手术精神上恐惧，麻醉及眼、心反射等均可增加心、脑血管病人手术中的危险性。对这些病人更需注意手术时机的选择，术前用药以及术中的安全措施等。

手术前做好术前检查，不隐瞒病史，配合医生检查可能隐匿的疾患及心脏功能情况，让医生能对病人全身状况进行综合性分析 ，如无特殊必要急诊手术的，应当先请内科医生用药物治疗，积极改善心、脑功能状况及血压水平，将疾病控制在可能的最佳状态，选择病情相对稳定的时机进行手术。

家属应对病人的病情及手术情况做充分了解，配合医生安慰病人，尽量解除病人各种不必要的顾虑。焦虑、恐惧、情绪紧张都可对手术带来不利。术前可适当应用镇

静剂。

高血压者血压应稳定在20/12千帕(150/90毫米汞柱)左右,无严重心、肺、肾功能不全。服用阿司匹林、双嘧达莫(潘生丁)等抗凝药物的老年人,术前1~2周应停止服用。

对于有较严重心、脑血管疾病或高血压病的病人,宜选择医疗条件较好的综合性医院接受治疗,以便在手术中能采取心电监护、吸氧等防范措施,对万一发生的意外进行及时积极救治。

此外,了解手术室的配备情况、术者的技术水平,选择手术创伤小、时间短的先进术式,以便在对病人影响最小的情况下完成复明。

糖尿病病人能否做白内障手术

糖尿病是内分泌障碍性疾病,与眼的关系甚为密切。糖尿病病人易并发白内障,这是引起失明的主要原因之一。除了少数伴有严重并发症及血糖过高的病人以外,手术仍是治疗的主要方法。也就是说,一般情况下糖尿病病人的白内障是可以做白内障手术的。

施行手术前原则上应将血糖控制在正常范围为好。若血糖控制得不好,手术后往往容易发生前房积血、感染、创口愈合慢及术后眼内炎性反应明显等情况。不过要使血糖完全正常常不易做到,盲目追求血糖达到"手术的标准",拼命节食、用药,不仅达不到目的,反而容易发生低血糖,甚至造成低血糖昏迷。因此,在纠正血糖时要防止低血糖,也不宜在短时期内将血糖很快下降。1型糖尿病病人血糖波动大，尤应注意不宜控制过快。

如下表所示，糖尿病病人术前血糖应控制在“好”的水平，不能高于“稍差”水平。

术前血糖控制水平

项　目	好	稍　差	差
空腹	小于6.4毫摩/升	7.8毫摩/升	大于7.8毫摩/升
餐后2小时	小于7.8毫摩/升	小于11.1毫摩/升	大于11.1毫摩/升
糖化血红蛋白	小于6%	小于8%	大于8%

糖尿病病人白内障摘出后植入人工晶状体已不再列为禁忌证，特别是术前没有或仅有轻微的视网膜病变的糖尿病病人，对手术的耐受及术后视力恢复与非糖尿病病人相似。一部分病人术后眼部发生非感染性炎性反应，是机体受应激因素影响而出现的个体反应，需及时发现、及时治疗，否则会影响视力恢复，甚至引起青光眼等并发症。糖尿病病人术后要特别加强随访检查。

一些糖尿病病人白内障手术后视力重建不理想，这常常是因为同时有糖尿病性视网膜病变的存在。糖尿病视网膜病变常与糖尿病肾病并存，做肾功能检查了解有无肾损害是手术前应注意的问题。有虹膜新生血管或糖尿病性视网膜病变在Ⅲ期以上者，尽可能采用简单手术方法，一般不主张植入人工晶状体。

正在接受抗凝治疗或有出血倾向的病人能否做白内障手术

白内障人工晶状体手术对于正在接受慢性抗凝治疗的

病人来说，术中或术后、眼内或眶内出血的危险性增加。人工晶状体与眼内血管组织的接触也会增加术后远期的眼内出血。但并不是说这样的病人不能做白内障手术。有些医生要求病人术前终止抗血小板治疗，有些则认为无此必要。华法林和肝素的抗凝作用比小剂量的阿司匹林和双嘧达莫（潘生丁）强得多。阿司匹林的抗血小板作用至少可维持10天，而华法林的抗凝作用通常仅持续3天。安全的做法是请内科医生会诊，使病人的凝血指标恰好在手术前回复到正常值。

对于那些有影响凝血功能的疾病，如慢性肝炎、骨髓抑制、吸收不良综合征或体质衰弱的病人，术前应检查凝血功能。有上述疾病或出血素质者应请内科会诊，并在内科共同治疗和监护下进行手术，以期提高手术成功率，减少手术并发症。术前输血小板或新鲜血浆可减少出血的机会。

有严重关节炎、特殊体态的病人能否做白内障手术

有严重关节炎或特殊体态的病人，如驼背、脊柱强直、斜颈等，他们不能自主的体位常令人感觉医生无法为他们施行手术。然而，一旦他们本不容易的生活因为患了白内障而更加艰难时，医生和家属应该竭尽可能为他们排除困扰。病人的体位常难以与医生合作，给手术操作带来不便。需要医生找出一种折中的体位，既能使病人静卧，又能使手术者充分达到眼部。达不到这一目的时，应考虑施行全身麻醉。治疗严重关节炎常用的药物，如阿司匹林、非甾体类抗炎药及全身用类固醇都不利于切口愈合，并有增加局部

出血的可能。严重驼背者多数伴有肺部疾病，全身麻醉要慎重。

特殊体态病人的白内障手术难度增加，手术成功与否，更有赖于医生崇高的医德和娴熟的技术。

做过抗青光眼手术的病人能做白内障手术吗

抗青光眼手术后由于炎症、晶状体损伤、浅前房、低眼压或激素应用等原因，白内障会进展更快。当白内障严重影响视力时，就需要做白内障手术。当然，二期白内障手术可能会使青光眼手术建立起的滤过功能受到损害，应根据不同情况设计相应的手术方案：如果滤过泡已无功能需要重做，白内障手术可以做在原手术部位并修建滤过泡，因为在一个习惯的部位做手术操作较方便，但修建滤泡的成功率低于在一个新的部位重新做白内障、青光眼联合术。如果滤过泡仍有功能，应尽量保护，在该部位做白内障手术会损伤滤过泡、造成青光眼手术无效。在有功能的滤过泡的前方做透明角膜切口虽然减少了对滤过泡功能的破坏，却增加了对角膜内皮的损害。而且透明角膜切口愈合缓慢，术后散光增大。青光眼滤过术后的白内障手术切口可以在颞侧或下方角巩膜缘做，只是操作不太方便。有滤过泡的眼适宜做小切口白内障手术。切口可选在滤泡的某一侧、医生习惯操作的角巩缘部位。小切口比较安全，视力恢复也快。人工晶状体尽可能植入囊袋内，可以减少瞳孔夹持、术后炎症反应以及玻璃体经后囊切开处疝出的机会。当术后出现浅前房时，由于人工晶状体位于虹膜后方的囊袋内，对角膜的损伤减少。

青光眼与白内障能一起手术治疗吗

老年性白内障的病人同时合并青光眼并不少见，大部分病人是原有青光眼，以后逐步发生白内障，也有是白内障在发展过程中出现青光眼。在20世纪80年代以前，由于手术及技术条件限制，两种眼病需分别手术治疗，且效果差。20世纪80年代起，随着眼科显微手术开展，白内障用现代囊外摘除人工晶状体植入术治疗，青光眼手术也日趋完善，故有报道白内障手术联合青光眼小梁切除取得较好的效果。目前一般有条件的医院经常采用的联合手术，为白内障超声乳化，摘除后房人工晶状体植入术与小梁切除术，通常称为“三联”手术。国内外文献报道，术后89％的病人视力达0.5以上，92％病人术后眼压得到控制。目前已普遍认为联合手术显然比分别进行手术的优点多。这种联合手术更为简便，手术及愈合时间缩短，效果更佳。

白内障与视网膜脱离能一起手术治疗吗

有些老年人因为白内障准备手术而做检查时发现同时有视网膜脱离存在，还有些老年人视力突然下降，被诊断为视网膜脱离又存在近成熟的白内障。前者的白内障可以是由视网膜脱离引起的并发性白内障，后者可能没有关系。

这两种病变就其紧迫性来说，视网膜脱离更为急迫，不宜拖延。治疗原则应是以尽快使视网膜复位为前提。如果晶状体的混浊还不致影响检眼镜、三面镜或双目间接检眼镜做眼底检查，视网膜脱离的范围、程度和裂孔位置都能确定时，应先做视网膜复位手术。白内障可观其发展情况，一般至少在视网膜复位以后 3 个月以上进行手术。如果晶状体混浊严重，已无法进行眼底检查（更无法进行视网膜复位手术），但 B 型超声波检查证实确有视网膜脱离存在，则首先要做白内障囊外摘除手术，为顺利做好眼底检查创造必要的条件。在白内障手术后两周即可做视网膜复位手术。有条件的医院，也可将两种手术一次完成。年龄较轻的病人，因白内障较软，尚无硬核，可用玻璃体切割机将白内障清除，用眼内激光等使视网膜复位。若白内障已有硬核，仍需按常规做白内障囊外摘除手术，严密加固切口后即做玻璃体切割、眼内激光等视网膜脱离复位手术。一次手术的优点是缩短了视网膜脱离后等待的时间，有利于视功能的恢复。

白内障与角膜移植能一起做手术治疗吗

可以。

正常角膜是透明的，当角膜由病变造成不透明并位于中央瞳孔区时会影响视力。常见的角膜病有角膜营养不良和变性、圆锥角膜、外伤性角膜白斑、角膜炎症引起的角膜瘢痕、无晶状体眼的大泡性角膜病变、角膜穿孔、穿透性角膜移植术失败的病例等。这些病变无论有无晶状体混浊，都需要做穿透性角膜移植术。

如果老年白内障病人，同时又有上述任何一种角膜病变时，应综合此两种疾病，决定是只做白内障摘除术，或只做角膜移植术，或两种手术同时进行。

在评估此类白内障病人时，很重要的一点是要了解伴随的角膜病变对视力的损害程度、判断角膜能否承受常规白内障手术。破坏了角膜前屈光面、引起不规则散光的病变可严重地影响视力。进行角膜曲率检查能了解前屈光面的状态，适当的硬性接触镜加叠在角膜上，如视力有显著提高，说明白内障的影响很小。

上皮基膜营养障碍是常见的角膜病变。如果视轴部位有明显病变，可破坏角膜前表面，损害视力。采用表皮清创术，表层完整状态下的基质混浊往往不影响视力。

内皮营养障碍的角膜手术后有可能出现角膜内皮功能失代偿，应尽量减少对内皮的损伤。用超声测厚法检查角膜的厚度，当其超过 600 微米时，最好同时做白内障摘除、人工晶状体植入和穿透性角膜移植三联手术。

当需要做角膜移植，而白内障混浊较轻时，一般宜同时摘出白内障。因角膜移植术后二期做白内障手术无疑会造成对植片内皮的损伤。

现代三联术是在开放情况下做白内障囊外摘出术，采用撕囊法和后房型人工晶状体囊袋内固定及穿透性角膜移植，效果很好，术后一年移植片透明者超过 90%；既往无视力障碍病史的病人获得 0.5 以上最佳矫正视力者超过 75%。但术前人工晶状体屈光度的选择比较困难，因为术前无法准确预计术后角膜的形态，故术后有屈光参差的可能，必要时需戴眼镜或接触镜。

白内障诱发了青光眼也需手术治疗吗

老年性白内障过熟可引起并发症，即晶状体溶解性青光眼。这是变性液化的高分子晶状体蛋白从完整但可通透的晶状体囊膜漏出，被巨噬细胞吞噬。这些吞噬了晶状体蛋白的巨噬细胞阻塞房水流出通道小梁网，引起眼内压增高。临床表现为白内障患眼突然发生疼痛充血，甚至伴有头痛、恶心、呕吐等青光眼急性发作的症状。晶状体溶解性青光眼的早期治疗包括局部用皮质类固醇和抗青光眼制剂来控制炎症和眼压。但手术摘出晶状体是必然的治疗。

此外，老年性白内障的膨胀期可引起瞳孔阻滞，诱发继发性闭角型青光眼。这是由虹膜前移、使前房变浅而引起的。典型表现为白内障的患眼发生急性红、痛、角膜混浊、前房浅、房角闭锁。急性期应采用药物降低眼压，最终要行白内障摘出手术。激光虹膜切开术也有效。

双眼白内障能同时进行手术治疗吗

随着科技的日益进步、医疗设备的改善、手术技术的提高，白内障摘除、人工晶状体植入术在国内已普遍开展，有不少病人因为各种原因，要求在住院期间将双眼白内障摘除，以免以后再次入院。甚至有人提出是否一次手术，同时将双眼白内障摘除，植入人工晶状体。对于这些问题，根据国内外专家的意见，认为双眼在近期内连续手术是不合适的，甚至禁止将双眼白内障同时在一次手术完成。其原因：

① 白内障手术与其他眼内手术一样，均有可能在一部分病人产生一些并发症，有的甚至是意想不到的严重并发症。

② 老年性白内障病人年龄一般在 50～60 岁或以上，可能已存在着各种慢性疾病，由于手术前后身心负担增加，术后药物治疗的不良反应，有可能激发慢性病变加剧，对身体健康产生不利。

③ 短期内连续手术，可能易于激发手术眼的免疫反应，产生炎症及其他并发症。

根据上述情况，倘若双眼有白内障均需手术，一般第二眼手术时间应该在第一眼手术 1～2 个月后进行，这样对全身及眼部情况均比较安全、合适。

一只眼白内障，另一只眼视力尚好需做手术吗

老年性白内障如果一眼已近成熟，而另一眼视力尚好时，往往是双眼都有白内障，只是在发展速度上双眼有差异。一般是一眼可手术时选择手术，不必等另一眼白内障的发展。长期单眼视力被抑制，可能会造成患眼发生废用性斜视。若病人年龄较大，虽有一些全身性疾病，但还能经受白内障手术的，应及时手术，以免拖延久了，身体健康状况衰退到不能经受手术，另眼白内障也发展，形成双眼失明又不能手术，这就会追悔莫及。

单眼白内障手术比较复杂，如双眼没有屈光不正或相差不多，可考虑做白内障超声乳化摘除并人工晶状体植入

术，即可得到双眼视力，免去单眼视，无立体感的弊病。如果是高度近视眼，白内障摘除可使近视减少约12个屈光度，人工晶状体的配置应兼顾另一眼的屈光状况，以免形成新的屈光参差，否则很难十全十美，很可能仍然只能利用一眼的视力，不能得到双眼视。

一只眼白内障术后视力提高不理想，另一只眼没必要手术吗

白内障手术后视力提高的效果极大程度上取决于视功能状况以及手术并发症。如果一眼白内障手术后视力提高不理想，首先要明确其原因所在。若是因手术眼自身存在的其他病变导致手术效果不理想，则可详细检查另一眼，排除类似情况存在。眼部B超、眼电生理检查、视网膜潜视力测定等检查，可基本明确另一眼有无手术价值。若因手术并发症所致，应探究发生原因，总结经验，确保第二只眼手术安全、成功。

每个人都希望生活在光明世界里享受生命的乐趣，千万不要轻易放弃，哪怕是视力稍有提高，也能减轻他人负担，提高自己生活质量。

白内障病人对手术应采取怎样的态度

通过手术去除混浊的晶状体仍不失为当今治疗白内障唯一确有成效的方法。目前市场上各种白内障药物不能真正起到治疗白内障的作用，已近成熟期的白内障寄希望于

药物治疗往往令人失望的。

目前，由于显微手术在眼科领域的开展及不断完善，使白内障手术较以前有了更新的发展。手术的成功率大大提高，效果也因人工晶状体的植入而令人满意。因此，白内障病人对手术不必焦虑、紧张，而应认真听取医生的意见，积极配合做好各项必要的检查及术前准备，以期手术能得到最完美的效果。

手术时机的选择应根据医院不同的条件及设备，由医生检查后决定。可能有的医生认为早些开好，有的医生认为可再等一时期，这些都是正常的。原则上，白内障已明显影响生活与工作学习，可考虑手术。

各医院采取的手术方法很多，以适应各种不同类型的白内障，该取何种方法应根据具体情况而定，病人不宜偏信某些宣传一定要哪种方法。当然，完成白内障手术应该具备先进的设备、熟练的手术技能及术前术后的详细检查与治疗。

老年性白内障手术前需做哪些检查

老年性白内障摘除术，是眼科最常见的显微外科手术之一。病人由于年龄大，常合并有其他全身性疾病，为使手术安全、成功，预防术后并发症，手术前对眼和全身做好周密检查是非常必要的。

首先要做视功能检查，包括双眼的远近视力、矫正视力。当视力低于指数或仅有手动时，要做光感、光定位和色觉检查，这几项检查良好，一般说来，白内障手术的效果较好；反之，提示手术后视力恢复的可能性和程度较差。B型超声检查，可以了解因白内障发展而造成无法看清的眼内情况，明确有无视网膜脱离、玻璃体混浊或积血、眼内肿瘤等病变。眼电生理检查可检测视网膜、视神经及视路的功能。术前常规行泪道冲洗，以排除慢性泪囊炎，预防术后眼内感染。必要时行结膜囊细菌培养及药物敏感试验。测眼压，排除隐匿的青光眼。需要放人工晶状体者，术前需要测眼球轴长、角膜曲率，以计算出植入人工晶状体的屈光度。

全身检查包括物理检查：心肺听诊，触摸肝、脾等。常规化验室检查：血、尿、粪检查，血小板、肝肾功能、血糖等；特殊检查：心电图、胸透、测量血压等。如在检查中发现可疑之处，还需进一步检查。

老年性白内障病人手术前生活上应做好哪些准备

老年人如果得了白内障，经医生检查认为白内障已到了需要做手术的程度，应当做好手术前的准备工作。除了医生要做眼局部及全身检查以外，病人本身也应当做一些必要的准备工作。

① 消除心理上的紧张情绪：白内障摘除是眼科最常见的手术，但有的人听说在眼睛上做手术，要打开眼球，“眼水”会流出来，紧张得几天几夜睡不好觉，怕术后眼睛看不见。这主要是对眼科手术缺乏了解，产生了惧怕心理。其实现代白内障手术痛苦很少，手术时间也短（一般30～45分钟），有的人手术后也没有什么特殊感觉。为克服术前紧张心理，可阅读一些眼科科普书籍，了解眼科手术的一些基

本知识；请做过白内障手术的病人，讲解手术时及术后的感觉，这样，容易消除术前的紧张情绪和恐惧心理。

② 食宿起居要规律：平时养成按时睡觉、起床及进食的好习惯，多吃些软食及易消化的食物，每日坚持吃水果，以补充必要的维生素，保持良好的精神状态。

③ 防止便秘：争取每日排便一次，防止大便干燥，必要时可每日服1～2匙复方蜂蜜或麻仁丸，以保证术后顺利通便。

④ 其他：预防感冒；术前点抗生素眼药水；手术的前一天要洗澡；睡前口服镇静剂［如苯巴比妥（鲁米那）、地西泮（安定）片等］以保证良好的睡眠，更好地配合医生完成手术。

白内障病人手术前家属为什么要签知情同意书

目前，白内障手术可以成功地改善视力、恢复视功能，但不排除并发症发生的可能性，所以不能认为手术无危险性。病人和家属对手术的好处及危险性应有详尽的了解。包括以下诸方面：

① 手术的适应证、可选择的手术方法及视力显著改善的可能性。

② 术中和术后常见并发症的危险性。

③ 预计限制活动以及病人能恢复日常活动的合理时间。

④ 原有的眼部及内科疾病对视力结果的影响。

⑤ 人工晶状体矫正的局限性。何时给予最后的光学

矫正。

如果病人术前做好了充分的准备，就能提前了解常规的手术后过程，理解可能发生的问题。

白内障病人手术前为什么要控制血压

老年人高血压病的发生率较高，且往往伴有动脉粥样硬化和冠心病，这些状况在白内障手术时必须兼顾到，采取有效的控制措施。

血压升高时，血管正常的舒缩功能受到损害，手术时有出血。血管不能及时收缩，出血不易止住，影响手术视野的清晰，使手术时间延长，术后康复也受影响。特别要警惕的是高血压和动脉粥样硬化会诱发手术中和术后不明原因的暴发性的驱逐性脉络膜出血，这种出血会使白内障切口裂开，眼内容物可能从眼切口脱出，导致失明，这是最令人可怕的并发症。白内障手术前血压必须要维持在接近正常的水平。

患有多年的高血压，舒张压长期维持在较高水平，要降低血压，必须控制好降压速度和幅度。为早日做白内障手术，病人自我限定短期降压的目标，在短时间里不适当地大剂量服用降压药，这种做法是不妥的。因为高血压不能降得太快，特别是老年人，要逐渐降低，以免产生心脏和脑部等供血不足的严重后果。眼科医生与心内科医生必须密切配合，制订对病人合适而安全的治疗方案，并密切观察。病人既不能急躁，也不要擅自使用药物和更改治疗方案，不要轻信某些并不可靠的建议、经验和劝告。

白内障病人术前为什么要做心电图、胸透及全身体格检查

白内障病人手术前应例行心电图、胸透及全身的物理检查和实验室检查，特别是老年性白内障病人更应如此。心脏病、肺部疾病等很多慢性病不是白内障手术的绝对禁忌证，心、肺功能良好，一般的冠心病，代偿功能良好的风湿性心脏病、慢性阻塞性肺部疾病等是能够承受白内障手术的。但是，手术前做好包括心电图、胸透等在内的全面检查，做到心中有数，充分估计手术中和手术后可能发生的问题，以便准备急救药品和准备好应急措施。必要时采取手术时心电监护、吸氧，严密观察血压、脉搏、呼吸及心电图变化。

心电图检查如有异常表现，应请有经验的心内科医生会诊，共同商讨必要的措施。必要时可邀请心内科医生帮助观察，以保证手术时的安全。

白内障手术时由于牵拉眼肌和压迫眼球，会使心跳减慢，这就是眼－心反射。一般人也会有此现象，问题不大。但是心脏病病人由于心功能欠佳，心率一慢会使心排血量减少，容易引起心脏病急性发作，甚至出现心力衰竭的危险。所以，对心电图有异常者，手术中更要特别轻巧，避免过猛牵拉眼肌和压迫眼球。

有心脏病的病人手术后不宜长时间取平卧姿势，应取半卧位或侧卧位，适当下床活动，避免增加心脏负担而引起心脏病发作。

手术过程中或术后早期，咳嗽是很危险的，尤其是采用

常规白内障手术切口时。术前可审慎地服用麻醉性镇咳药以抑制手术中的咳嗽，但要预防出现呼吸抑制。严重肺部疾患的病人，手术日期确定之前应尽力提高肺功能，手术当日少量服用保持呼吸通畅的常规药物。

慢性阻塞性肺部疾病、支气管炎、淤血性心衰病人静脉压可升高，手术的危险性增加，局麻引起的球后出血、术中出血的机会也增加。手术应采取脚低仰卧位以减少眶静脉淤血。平卧即有呼吸急迫感的病人，需将手术床调到能让病人感到舒服、医生又能操作的位置。

这些都应在手术前早检查、早准备。

对于年龄偏大、全身情况较差、心电图又有异常者，手术更要谨慎，不一定要勉强地去做手术。

白内障术前需做哪些眼部检查

视力检查除了远、近视力还要通过仔细验光测得最佳矫正视力。用其他检查手段都不能得到确切视力结果的极少数病人，可以作视网膜电流图或视诱发电位来评估视网膜和(或)视神经的功能。眼压及视野的检查能发现潜在的青光眼和记录下手术前视力丧失的程度。术前的眼部检查还应包括眼外及眼附属器的检查。眼睑的外翻、内翻或闭合不全，睑缘炎慢性泪囊炎都应在白内障术前得到治疗。检查眼位和眼外肌的活动范围、结膜、角膜、前房、瞳孔、虹膜、晶状体，B 超有助于发现视网膜脱离或眼后段肿瘤，以及玻璃体的状况。

为什么白内障病人术前要做眼部电生理检查

眼部也存在生物电。经历几十年的发展，视觉电生理已广泛用于眼科临床。

要评估白内障手术后视力恢复的可能性和程度时，必须对视网膜功能情况有所了解。只有当视网膜等的功能处于良好状态时，白内障手术后才会有良好的效果。严重的白内障遮挡了光线透入，使医生无法直接用检眼镜检查视网膜的情况，B 超也只能测定眼球内各组织结构的状态，只有通过视觉电生理检查才能基本确定视网膜的功能状况。

视觉电生理是一种客观检查方法，对婴幼儿、老人、智力低下者都是有效的检测手段。它能分别准确测定自视网膜直至视觉中枢病变的部位。应用不同的刺激条件，对视网膜病变还能局部定位。选用高强度刺激光，可克服包括白内障在内的影响因素，测定视功能，以帮助预测手术后视力恢复程度。

白内障术前为什么要做泪道冲洗

泪道是泪腺产生泪液排出的通道，其下端开口于鼻腔内的下鼻道处。这里可因慢性鼻炎、鼻窦炎、鼻甲肥大、鼻中隔偏曲和沙眼等疾病而发生堵塞，造成泪液不能顺利地通过，滞留在泪囊里。泪液和混在泪液里的细菌长期滞留会引起泪囊的慢性炎症，这就是慢性泪囊炎。以老年人为多见，特别是老年妇女。

这种炎症的存在，泪囊里带有细菌的黏液或脓液会从泪小点处溢出来，刺激结膜并使之处于带菌状态。白内障手术需在眼球角膜缘处作或大或小的切口，此时眼球有内外的交通，这个交通虽然很微细，但细菌却能从此路进入眼内。眼内营养丰富正是细菌大肆繁殖的好地方，容易形成细菌性眼内炎。这种眼内炎很难控制，即使控制，也会产生难以挽回的视力损害，甚至就此失明。

白内障手术前一定要查清确实不存在慢性泪囊炎。查清的办法是做泪道冲洗。如果泪道通畅，不会有慢性泪囊炎，白内障可以手术。如果泪道不通，要反复检查确无脓液从泪小点流出，仅是单纯泪道阻塞，白内障也可手术。如果泪道不通且又有脓性分泌物流出，表明有慢性泪囊炎。应先做泪囊摘除或泪囊鼻腔吻合术，治好了慢性泪囊炎以后才可做白内障摘除手术。不手术不能解决泪囊炎的问题，此点务必不可疏忽。

为什么有些白内障病人要做结膜囊细菌培养

有些白内障病人手术前做泪道冲洗时发现泪道有完全或不完全的阻塞。如前所述，此可引起结膜囊内细菌滋生。另外，老年人常有慢性结膜炎、睑缘炎等存在，这在日常生活中不会造成严重后果。但是白内障手术要在眼球上造成暂时的内外交通创口，有可能引起眼内感染，可怕后果。因此，手术前做结膜囊细菌培养，尤其是泪道阻塞的病人，可指导术前用药，防止术后眼内感染的发生。

白内障手术麻醉有哪几种方法

麻醉是保证手术能顺利进行的重要条件，特别是在眼球上进行手术，若麻醉作用不完全，会影响手术的顺利进行，更严重的是易造成各种并发症。

早在公元前800多年，我国古代及古印度等国已有用针拨治疗白内障的记载。当时不可能有现代麻醉条件，采用冷水、冰水使局部降温，达到麻醉的效果。

19世纪后期，国外才有人采用可卡因做角巩膜表面麻醉。现代球后麻醉技术是在1954年才正式提出并普遍采用。由于麻醉技术及手术方法不断发展，用于白内障手术麻醉有以下几种方法：

① 全身麻醉：是用药物使被手术者失去意识与痛觉。这种方法的优点是病人完全失去痛觉，也消除了精神上与心理上的紧张，眼部不会因麻药所造成的肿胀、出血等原因影响手术，有利于手术的顺利操作，适用于10岁以下儿童、痴呆、智力低下、咳嗽不能控制、头部明显震颤以及严重精神和心理障碍者。缺点是：a. 术后通常出现咳嗽、恶心、干呕等症状。b. 老年人原有的疾病，如心血管病、呼吸系统疾病可能加剧。c. 有一定危险性，术中需严密观察心、肺、血压等情况。d. 手术时间延长。

② 局部麻醉：即采用局部用药，以达到眼球失去痛觉，并使眼球及眼睑失去活动能力，通常用球后麻醉。眼球的痛觉是由三叉神经主管，它的一个分支及神经节位于眼球后部，称为睫状神经节，由神经节发出的纤维主管眼球的痛

觉。球后麻醉是将麻药注射到眼球后面的睫状神经节部位，使眼球失去痛觉。球后麻醉的优点是麻醉效果好，麻醉生效时间快，且现在都采用长效的麻醉药，一般可维持4小时以上。但球后麻醉也有非常明显的缺点，易发生并发症，如注射针损伤眼眶内血管，引起球后出血，也有发生针头穿透眼球壁引起眼球穿孔及将药物直接注入视神经内造成失明，甚至注入脑干鞘膜内引起脑干麻醉和中枢神经系统麻醉的严重并发症，使心跳呼吸停止等。因此，现在用球周麻醉的方法代替球后麻醉。球周麻醉是用较短的针，在眼球周围多次注射以达到眼球麻醉的作用。理论上，它可消除视神经损伤和注入到鞘膜内所致神经系统的并发症。其不足之处是需多处注射，麻醉起效时间较迟，麻醉效果较球后麻醉差。由于注射药物量多，易引起眼眶、眼睑肿胀，同时眼球穿孔的危险也不能完全消除。

③ 表面麻醉：表面麻醉是在局部不注射麻药，仅在术前及术时于眼表面多次滴麻药后进行手术。具体方法是在病人进入手术室前半小时，常规散瞳，同时滴表面麻醉药。常用0.75%布比卡因或4%利多卡因，每5分钟1次，共3次，进入手术室后再滴3次即可。该方法优点是减少了眼球穿孔及由于眼球旁深部注射引起的一系列并发症，也不会引起全身反应，术后不存在眼球及眼睑活动受阻现象，无术后不适，眼球各组织很快能复原。但这种方法仅能在一定条件下应用，推广受限。

哪些病人白内障手术时需采用全身麻醉

在一般情况下，白内障手术均可在局麻下完成，无需采用全身麻醉，但是全身麻醉在下列情况下仍是不可替代的麻醉方法。a. 儿童白内障手术：儿童白内障绝大部分属于先天性白内障，如不及时手术，将来视功能发育受到影响，会形成弱视，需及时选择最佳时机进行手术。儿童白内障手术主要环节之一是采用什么麻醉，一般的局麻 10 岁以下儿童难以安全地进行，必须在全麻下完成。目前许多儿童眼科手术均采用氯胺酮静脉注射麻醉，但该药物可使眼压升高且眼肌松弛也不够完全；而儿童眼球特点是眼内后房压力较高，术时易产生眼内压力增高，手术造成困难，易于发生手术并发症，使手术失败，甚至造成不良后果。另外氯胺酮静脉麻醉，如药物注入量过多，易导致呼吸抑制，一旦发生需及时抢救，否则危及生命。所以，对于儿童白内障来说，用乙醚插管麻醉较为安全。b. 痴呆、智力低下者：白内障手术是一高度精细的手术，在手术过程中，即使局麻后眼部失去痛觉，仍需病人高度配合，充分合作，这样才能确保手术顺利。在某些情况下，如果用局麻并全身应用镇静剂，以图病人配合，但实际上可能加剧病人恐惧和不安。c. 患有手术恐惧症的病人：有一些人只要一进手术室，即产生恐怖感，这时最好用全身麻醉。d. 有少数人当面部遮盖消毒巾及手术敷料时即有窒息感，在给氧气后，仍难以耐受，如在多次训练后不能消除，此时也应考虑用全麻。e. 头部明显震颤的病人及有精神和心理障碍的病人，这种情况下，也不宜用局麻加镇静剂，需采用全麻。

老年性白内障手术有哪几种方法

老年性白内障手术有许多方法，如白内障囊内摘除术、现代囊外摘除术、超声乳化白内障吸出术和白内障针拨术等。目前最常用的方法是超声乳化白内障吸出术，也是目前最先进的一种方法。它是用超声乳化仪将硬的晶状体核粉碎使其呈乳糜状，通过小切口将之吸出。白内障囊内摘除术是把整个混浊的晶状体包括完整的囊膜一起从眼内摘除的方法，这种方法目前主要在不具备显微手术设备的地区应用。白内障针拨术是将混浊的晶状体用器械断离悬韧带，使晶状体脱入玻璃体中。该方法手术后容易发生并发症，现已很少应用。

白内障囊外摘除术有哪些优点

具有以下优点：a. 手术切口较囊内摘除术小：白内障囊内摘除时晶状体是完整地通过切口取出，手术切口有时需扩大到角膜周径的一半，即 180 度范围。囊外摘除术先将晶状体囊膜打开，部分皮质游离到囊膜外，囊袋内压力已解除，仅是将核通过切口娩出，因此角膜缘切口可根据核的大小，如 8 毫米、10 毫米、12 毫米等。角膜切口的大小，直接关系到伤口愈合的时间及术后因切口愈合所造成的角膜散光的程度。切口越大，愈合时间越长，散光程度也越深。b. 可保留晶状体后囊膜：有后囊膜存在，玻璃体不易通过瞳孔区进入前房，避免了玻璃体可能直接接触角膜内皮。而囊内摘除术瞳孔区无晶状体后囊膜间隔，玻璃体可直接进到前房，形成玻璃体疝，如疝严重时，接触到角膜后表面，导致角膜水肿、混浊，引起视力下降、畏光、流泪等症状，甚至形成继发性青光眼。c. 减少术后视网膜黄斑囊样水肿及视网膜脱离的发生率。白内障手术后发生黄斑囊样水肿的发病机制不明。通过研究,发现可能与黄斑毛细血管通透性增加、眼内血管不稳定有关。通过眼底荧光血管造影,发现白内障囊内摘除术后,黄斑囊样水肿的发生率为 40%~60%,而囊外摘除术后的发生率 10%~20%。但根据临床上眼底检查所见,囊外与囊内摘除术后黄斑囊样水肿的能见率分别为 2%~10%与小于 1%,囊外摘除术后,黄斑囊样水肿的发病较囊内摘除术低,这可能是由于后囊膜的存在,限制了房水与玻璃体之间的一些分子的交换,减少了水肿的形成。文献报道,囊内摘除术后视网膜脱离的发生率为 2%~3%,囊外摘除术后的发生率为 0. 5%~2%,说明囊内摘除术后视网膜脱离发生率较囊外摘除术高。如手术时有玻璃体脱出者,视网膜脱离的发生率更高。视网膜脱离的发生还与手术眼原有高度近视、周边部视网膜变性、视网膜裂孔、对侧眼有视网膜脱离史、视网膜脱离家族史有关。d. 便于植入后房型人工晶状体。后房型人工晶状体需要植入到囊袋内,这样人工晶状体才能得到固定,同时获得最佳的解剖位置。现代囊外摘除术是后房型人工晶状体植入术的最基本手术。此外,保持后囊膜的完整,也为以后二期人工晶状体植入、角膜移植、角膜穿孔伤修补等提供条件,使其变得方便和安全。e. 不易发生瞳孔阻滞性青光眼。瞳孔有后囊膜阻挡玻璃体前拥,故不易导致眼压增高。f. 完整的后囊膜防止或减少了进入前房的细菌侵入玻璃体引起眼内容炎的机会和可能。g. 完整的后囊膜减轻眼球在活动时虹膜与玻璃体的可移性,减少对视网膜的牵引作用,有利于防止视网膜脱离的发生。h. 手术切口小,对角膜内皮的损伤也轻。

白内障囊外摘除术会有哪些缺点

常见的缺点：

① 后发性白内障发生率高：所谓后发性白内障，是在白内障摘除术后，由于晶状体后囊膜的存在，残留在囊膜上的晶状体上皮细胞及炎性细胞发生增殖和移行，逐渐使透明的后囊膜变成混浊、增厚、视力下降。囊外摘除术后，后囊膜混浊的发生率随时间而增高。术后一年，混浊发生率为 16.7%，术后两年为 21.6%，术后 3 年以上 42.9%。年龄越轻，发生率越高，儿童发生率更高。有报道称，儿童、青少年白内障囊外摘除术后 3 个月，混浊发生率高达 43.5%。有关晶状体上皮组织的增殖、迁移、化生的促发因素并不完全了解，可能与手术对眼的内环境、血—房水屏障破坏的严重程度及术后眼内炎症反应、手术中白内障残留皮质清除不彻底等因素有关。后发性白内障虽目前可采用 Nd：YAG 激光治疗，但毕竟使眼又受到一次损伤。

② 由于后囊膜的存在及不规则的增生增厚，使术后眼底周边部检查的可见清晰度降低，倘若周边部视网膜有裂孔、变性等情况存在，常不易发现。

③ 手术所需设备器械及操作技术要求较高，如手术显微镜、活动式的手术台、显微手术器械及缝针缝线、平衡液等。在技术操作方面，若无过硬的显微手术经验或操作不当，易造成角膜内皮损伤及其他一些并发症。

什么是白内障超声乳化术

1967 年,美国医生 Kelman 首次用超声乳化仪进行了第一例白内障超声乳化术,即通过眼球角膜缘的一个小切口,利用超声波将混浊的晶状体核和皮质粉碎乳化,再由注吸系统将它吸出,并可植入人工晶状体。这也是一种手术,并不像有些人误会的不是手术。经过数十年的临床实践,超声乳化仪的不断改进及操作技术的完善,使手术疗效不断提高。这种方法有许多优点,如切口小,仅需 2~3 毫米;伤口愈合快,不需限制一般性的体力活动;术后产生角膜散光小,视力恢复迅速;如以后不慎外伤不致发生原切口处破裂;由于切口小缩短了手术时间。但是该仪器昂贵,不是所有的医院都具备,同时手术医生必须具备良好的显微手术技术,熟悉超声乳化仪的使用。

老年性白内障发展到视力低于 0.4,晶状体混浊在未成熟期,中央核部还比较软,这时适合于做超声乳化术。如果白内障已达到成熟期,这时中央核部比较硬,超声难以将其粉碎成乳糜状,手术难度增大,操作时间延长,手术后炎性反应和并发症也比较多,此时不适宜做超声乳化术。另一种核性白内障,主要病变在晶状体中央核部,多为硬核,超声乳化时所花的时间长,过量的超声乳化对角膜内皮可能有损伤,一般情况下不适宜做此手术。

白内障超声乳化术比其他手术有哪些优点

白内障超声乳化摘除术是用一根超声针管,经过角膜缘较小的切口进入前房，将白内障的核粉碎后通过针孔将白内障混浊物吸出。这种方法可以减少角膜缘大切口手术引起的各种并发症，手术时间缩短，术后愈合快，视力恢复也快，它与白内障囊外摘除术及囊内摘除术比较，具有明显的优越性。

① 安全：超声乳化较其他方法安全，首先在麻醉方面，超声乳化术可用球后麻醉、球旁麻醉及表面麻醉，对眼球眼睑制动镇痛的要求比其他方法低。用超声乳化取代手术娩核及冷冻法囊内摘除白内障，角膜切口大大地缩小。病人有活动或咳嗽时，可迅速撤出手术器械，关闭切口，防止了大切口手术时眼球受挤压，眼内玻璃体脱出的危险。超声乳化术由于术时能控制眼内压力的改变，明显地减少了术时驱逐性眼内出血的严重并发症的发生。在一般囊外囊内摘除术后常需避免弯腰、低头及提物等动作，而超声乳化术几小时后即可恢复一般的日常活动，如病人平时驾车，甚至可以在手术后自己驾车回家。

② 手术时间缩短：超声乳化白内障摘除术，若不计麻醉及消毒等准备工作，真正手术的时间约为 10 分钟即可完成。如果能将各种准备工作像流水线样操作，一个上午能做 10～15 个手术。囊外摘除术由于手术步骤较多，主要是切口大，增加了止血、切开、缝合等操作，花费时间，平均每例需 1 个小时。

③ 术后角膜屈光改变少：超声乳化术切口小，伤口愈合快，如用透明角膜切口植入折叠式人工晶状体，伤口能自行闭合，不需缝合，术后散光少，视力恢复迅速稳定。而囊外摘除术视力的恢复和稳定需时较长。为了控制术后屈光不正，可选择不同部位做切口，矫正角膜引起散光的轴向。

④ 超声乳化术对高度近视眼白内障、有玻璃体切割手术史、有青光眼引流术手术史、已知术前晶状体后囊有破口史及晶状体剥脱综合征者更为适宜。高度近视眼前房深，囊外摘除术时娩核困难，液化玻璃体支撑力减弱，娩核易发生并发症。再如在青光眼滤过术后，眼角膜缘有滤过泡，采用超声乳化术可在透明角膜上做切口，对青光眼引流功能不受影响。

⑤ 超声乳化切口仅需 2～3 毫米，而囊外摘除术完整的核娩出需 8～12 毫米切口。即使应用非超声碎核技术，切口可缩小，但危险性与损伤的可能性增大。

该术优越性被眼科界所共认，在发达国家，从 20 世纪 80 年代起，已将超声乳化术作为白内障治疗的主要手段，基本上做到普及的程度。由于超声乳化术所具有的优越性，相信在我国随着医疗事业的发展，也定能成为我国治疗白内障的主要手段。

哪些病人不适宜做白内障超声乳化术

一般情况下，对于老年性白内障、高度近视白内障、先天性白内障、糖尿病性白内障、葡萄膜炎、青光眼、视网膜脱离术后及外伤性白内障，只要全身状态允许，均可采用超声乳化术。但有下列情况者，应该谨慎或作为相对的手术禁忌。

① 角膜内皮细胞数量减少者，超声乳化的影响与能量控制失误，都可能造成角膜内皮的失代偿，引起并发症。内皮细胞具有屏障功能和主动液泵功能，这对保证角膜的透明

性与正常的营养状态起非常重要的作用。所以,白内障术前应检查角膜内皮,常规的做角膜内皮细胞记数,并观察内皮细胞的形态。正常的角膜内皮细胞呈单层扁平、有规则的镶嵌的六角形,内皮细胞记数正常值为 2 899 ±410. 06 个/平方毫米,也即应大于 2 400 个/平方毫米。内皮细胞密度随年龄的增长而降低,60 岁以后,可降至正常值的 40%~50%,低于 1 000 个/平方毫米属异常。数量低于标准或形态变异,如细胞增大和不规则变形,不宜做超声乳化术。

② 角膜变性与角膜混浊的病人:超声乳化术可能会影响角膜病变,影响手术效果。对于此类病人,可用角膜超声测厚仪检测角膜厚度,以此来评估角膜内皮的功能。一般来说,角膜中央厚度大于 60 微米时,术后发生内皮细胞受损角膜水肿的机会增大。

③ 有晶状体脱位和呈黑褐色硬性核的白内障不宜做超声乳化术,因为晶状体脱位时易发生晶状体核落入玻璃体内,引起眼内严重的炎症。黑色硬核,一般能量的超声乳化不能将核粉碎,加大能量,势必损伤眼内组织。

④ 有眼球发育异常,如小眼球、小角膜,也不宜用超声乳化术。

什么是激光乳化白内障手术

白内障手术历经不断的改进与完善,虽已取得满意的效果,例如白内障超声乳化术以切口小、散光少、视力恢复快等众多优点,但仍不能说已达到十分完善,这促使人们寻求更加精巧、安全和便利操作的方法。

激光技术在眼科的广泛应用,为人们研究和利用激光技术摘除白内障提供了可选择的技术途径及良好的机遇。20 世纪 80 年代中期开始，经 15 年研究，目前已经初步研制成功用 Er-YAG 激光完成了数百例白内障摘除术，取得了初步成果。Er-YAG 激光的原来名称为 Erbium Yttrium-Alumium-Garnet Laser，中文名称为掺铒钇铝石榴石激光器，属于红外线激光。此激光的波长在水中吸收的时间很短，其穿透深度仅为 1 微米，故对组织损伤范围很小，用于切割含水量高的晶状体组织，能量集中，切割效率高，精确度可达到微米以下，真正起到对晶状体的乳化作用。

Er-YAG 激光白内障乳化术与超声乳化术比较，有以下优点：a. 能量释放系统设计更为先进。b. 手术切口更小，如做角膜双切口手术，各切口仅需 1 毫米，单切口手术切口也仅 1.5 毫米，而超声乳化术一般需 3.2 毫米。c. 眼前房升温明显低于超乳术，对角膜内皮细胞的丧失率更低。d. 并发症少，术后散光更小。晶状体后囊膜破裂率明显低于超乳术，即使后囊膜有破裂，裂口也相当局限，其危险性比超乳术小得多。

激光乳化手术目前存在的主要缺点是设备价格昂贵，一些设备附件的性能与使用寿命有待进一步改进。激光乳化白内障手术一旦完全研制成功，将使注入式人工晶状体的临床应用成为可能。

为什么有些病人白内障手术后需静脉用药

白内障手术是绝对无菌的手术，手术前不能有结膜的细菌性炎症和慢性泪囊炎，手术操作中更不能有任何污染。

因此，手术后可不需要口服、肌内注射或静脉注射抗生素。但是，在做白内障手术时要有器械进入眼前段进行手术操作，可能引起眼内的炎性反应，并且手术眼对这种反应的程度也不相同，因人而异。如果有较重的炎性反应，角膜有水肿，前房内有混浊，应适当治疗。手术后可经静脉滴注适量的皮质类固醇激素以减轻眼内反应，同时密切观察眼内情况，随时调整用药。

如病人曾患过虹膜睫状体炎，或有虹膜后粘连，在手术时做过粘连分离，术后出现虹膜睫状体炎性反应机会较多也较严重，手术后宜经静脉注射皮质类固醇激素，以防虹膜睫状体炎因手术而复发。

外伤引起的白内障因致伤物可能带有细菌等污染物，同时外伤致眼内炎症较为明显，在做白内障手术后一定要经静脉注射抗生素和皮质类固醇激素，以防眼内炎发生。同时应密切观察眼内反映情况，确定是否需要调整抗生素的种类或剂量。

糖尿病病人白内障手术后经静脉用药时需注意不要用含葡萄糖的注射液，用皮质类固醇激素要谨慎，并需观察血糖情况作为参考。

白内障手术后局部用药需注意些什么

眼睛经过白内障手术，眼部组织会有或多或少的反应。手术操作时轻巧、快速，反应较轻；操作较重、时间较长，如囊外摘除术后有大量皮质残留、玻璃体脱出和玻璃体切割术后，反应较重。对反应需要手术后给予适当的局部用药治疗。目的在于：a. 预防细菌感染；b. 控制非感染性炎性反应。一般用抗生素和皮质类固醇激素局部滴眼。在术后前几天可每 2 小时滴用皮质类固醇激素，以后可改为每日 3~4 次，持续 1 个月左右。

为什么白内障术后要早期开放点眼药水

有报道，对白内障病人术后早期开放点眼进行对比观察，采用随机分组方法，分别对白内障术后的病人进行早期开放点眼及常规包眼。观察内容有细菌培养，伤口愈合情况，眼部刺激症状。结果，两组病人结膜囊细菌培养在第 3 天、第 7 天均为阴性，全部病人无一例感染，也无切口裂开，术后眼部刺激症差异无显著意义。但是，早期开放点眼对减少结膜囊内分泌物，P 小于 0.01，差异有显著意义。早期开放点眼后对较早恢复视力，解除术后包眼引起的头痛、头晕等不良反应以及青光眼的预防均有积极作用。

以前白内障术眼的包扎，甚至对侧眼的包扎成为常规，虽然这可阻止结膜囊对外开放，减少外界细菌进入的机会，但却忽视了机体正常的防御功能。它包括结膜、角膜形成的坚固屏障，眼睑不断瞬目地清扫作用，泪液的清洗、冲刷、稀释、中和作用，以及泪液独特的抑菌、杀菌能力。虽然，自然界中有少量细菌不间断地进入结膜囊，但是保护机制可不间断清除它们，使之难以久存，繁殖引起炎症。加之开放点眼给药次数增加，瞬目次数、泪液分泌量增加，可大大加强局部的抵抗能力，并可有效地减少分泌物的存积，这些均是减少细菌生存、繁衍的因素。研究结果表明，白内障术后早期开放点眼后，术眼结膜囊内分泌物明显少，细菌培养也为阴性。对比组细菌培养结果也为阴性，这可能与术后结膜下注射抗生素以及每日常规换药有关。总之，结膜囊内有较多分泌物存在，必然会给病人带来不适，并增加了细菌生长机会。

早期开放点眼后，病人可较早恢复有用视力，这对手术病人精神上是一种安慰，有利于疾病恢复。尤其对高龄病人，免除了术后包眼出现的头痛、头晕等不良反应。对患有青光眼的病人，术后早期解除包扎，对预防对侧眼激发青光眼有积极作用。

白内障手术后会有哪些常见并发症

白内障摘除联合人工晶状体植入术后，可能出现各种并发症。主要包括上睑下垂、眼皮淤血、角膜水肿、前房出血、虹膜睫状体炎、瞳孔区纤维蛋白渗出、眼内炎、青光眼、瞳孔变形、前房内皮质及前囊膜残留、人工晶状体位置异常、眼底并发症、屈光异常等。为避免手术并发症发生及发生并发症后能够及时正确地处理这些手术并发症，必须首先了解其产生原因，从术前准备开始着手预防术后并发症，即便是有并发症也能及时正确处理，使损伤减少到最低限度。

为什么白内障手术后会发生上睑下垂

轻度的上睑下垂是白内障摘除手术后常见而又容易被

忽视的并发症。主要是由于手术中上直肌牵引缝线，开睑器及麻醉眼睑时损伤提上睑肌和（或）Muller 肌造成的。

白内障摘除手术后并发的上睑下垂的程度常常很轻，并不影响视功能。而且随着时间的推移，上睑下垂常有缓解和自行恢复的趋势，可不作任何处理。对于个别对美容要求很高的病人，手术后有上睑下垂，并强烈要求手术者，在眼睑水肿完全消失后半年以上，仍有上睑下垂的病人，可做上睑下垂纠正手术，一般情况下采取吊线法即可。

白内障手术后眼皮淤血怎么办

白内障摘除手术后一周左右，由于麻醉或手术操作的创伤，常有轻度的眼睑皮下淤血和（或）球结膜下淤血，一般会逐渐吸收，不必处理。有些病人对术后患眼发红很不满意，从美容的角度出发要求治疗时，可耐心向病人说明淤血仅是暂时的，可逐渐吸收，不需特殊的处理，嘱病人外出时戴墨镜。若病人仍要求治疗，可在术后 24 小时以后做热敷。

手术后发生炎症的原因与处理方法

虽然白内障手术是一种绝对无菌的手术，但在术后仍可能出现炎症反应，常见的原因有以下几点：

① 手术创伤：所有眼球均会有不同程度的术后色素膜炎，表现为前房细胞及闪辉。尽管有个体差异，炎症反应程

度通常与手术操作引起的创伤轻重成正比。手术时间长或附加的步骤(即玻璃体切割或虹膜修复)使术后炎症程度重。处理方法为局部点用皮质类固醇滴眼液、扩瞳,也可在结膜下注射皮质类固醇或全身应用皮质类固醇。

② 晶状体皮质残留:晶状体核碎片或皮质碎片可以引起炎症反应。少量残留的晶状体皮质可被吸收,无需另外处理。但大量的皮质残留可引起严重的炎症反应,需再次手术,将皮质吸净。核碎片可以引起慢性炎症反应,从而导致黄斑水肿,多数核残留需手术切除。

③ 细菌或真菌:手术中带入的微生物也可以成为炎症原因。眼内感染可致视功能迅速丧失,这是最严重的术后并发症,需迅速诊断和治疗。眼内炎典型表现包括严重眼痛、视力下降、眼睑肿胀、结膜水肿及前房积脓。常有角膜水肿及红光反射减弱或消失。任何病人如出现较预期的术后炎症反应重,均应怀疑到这种情况。对眼内炎的治疗及病程所做的前瞻性的眼内炎玻璃体切割研究表明,平均术后 6 天病人出现症状和体征,3/4 以上的病人在 2 周内出现症状和体征。在研究中,最常见的致病菌为革兰阳性、凝聚酶阳性的微生物(如表皮葡萄球菌),之后继发其他革兰阳性微生物如链球菌及金黄色葡萄球菌感染。处理包括立即对前房抽出液和经扁平部作玻璃体抽出液培养病原微生物并作药物敏感试验。涂片检查可在 1 小时内完成,对及时治疗也有指导意义。口服抗生素和静脉用抗生素的意义不大。如果及时进行玻璃体切割术及玻璃体腔内注射抗生素多能控制感染。如上述措施数天无效,必要时应取出人工晶状体。

手术后发生葡萄膜炎怎么办

葡萄膜炎常为一过性。轻微的虹睫炎是手术创伤的反应。中度的炎症可能与皮质残留或者虹膜过度损伤有关，也可能与人工晶状体有关。在术后早期，手术操作引起血—房水屏障破坏。人工晶状体襻或边缘接触虹膜前后表面引起的虹膜摩擦可引起机械性刺激和炎症，这类并发症的发生率在用人工晶状体眼后为1%或更低。处理方法为局部点皮质类固醇滴眼液、扩瞳，也可在结膜下注射皮质类固醇或全身应用皮质类固醇。当合并前房出血和继发性青光眼时，可引起 UGH 综合征（葡萄膜炎、青光眼和前房出血）。既往有虹膜睫状体炎的病人，术后应严密观察，在术后数周内使用皮质类固醇和前列腺素抑制药物。预防虹膜睫状体炎的方法有避免损伤虹膜、用黏稠剂保护虹膜、彻底吸出皮质、术后6周内滴用类固醇和前列腺素抑制剂、术毕结膜下注射皮质类固醇、口服皮质类固醇、术后密切观察。

有些病人白内障手术后瞳孔不圆怎么办

有些病人白内障摘除术后瞳孔会不圆，表现为瞳孔形状异常和外伤性瞳孔散大。瞳孔形状异常的常见原因有虹膜脱出；虹膜粘连；人工晶状体尤其是前房型人工晶状体导致虹膜堆积；人工晶状体尤以前房型人工晶状体的直径过长，植入后导致眼球变形；人工晶状体嵌顿于瞳孔；残留的晶状体前囊膜或脱位的玻璃体导致的瞳孔形状异常等。其临床上常见的形式为瞳孔上移、椭圆形瞳孔、线形瞳孔、不规则形状瞳孔等，没有明显的临床症状、严重瞳孔变形时，可能会引起视力下降。瞳孔形状的改变不需要处理，若病人强烈要求改善瞳孔形状，在纠正导致瞳孔变形的原因后，病人仍不满意时，可考虑行激光或瞳孔整形手术。

外伤性瞳孔散大是指手术后瞳孔散大，用缩瞳药物不能将瞳孔缩小的一种状态，多由于手术创伤损伤瞳孔括约肌所致。陈旧性外伤性瞳孔散大的病例，用裂隙灯检查可见瞳孔括约肌萎缩、虹膜基质变薄。在户外活动时，外伤性瞳孔散大的瞳孔不能随光线的增强而缩小，过多的光线进入眼内会导致病人明显的不适。此外，常无其他临床表现，不需要处理，可嘱病人外出时戴墨镜。

白内障术中及手术后会发生哪些类型眼内出血

手术后发生眼内出血，出现前房积血和玻璃体积血。可由于外伤和刚手术不久，伤口尚未愈合即活动过多过频所致，也可由于高血压、糖尿病、血液病、动脉硬化等全身因素所引起。前房积血即前房内有出血，前房内可见一层或新月形积血。出血通常来自白内障切口基底或虹膜上的血管。有前房积血者要取半卧位，双眼覆盖纱布，减少眼活动，使血液下沉以利吸收。最常见的是出血自行吸收，无需治疗。但需密切观察眼内压，如出血较多又有眼压升高者，要积极控制眼压，防止角膜血染。

暴发性脉络膜出血是白内障最可怕的并发症，罕见，但很严重。常发生在手术过程中，系脉络膜血管破裂引起，需紧急处理。表现为眼内压突然升高伴红光反射变暗，切口裂开，虹膜脱出，晶状体、玻璃体和鲜红色血液被驱出。一旦发现，要立即缝合关闭切口。有些医生主张做后巩膜切开放出积血，使脱出的眼内组织得以回纳并永久性关闭切口。如果不能及时识别和处理，可能会引起整个眼内容脱出。年龄大、高血压症、动脉硬化、青光眼和长眼轴眼具较大危险性。治疗中最重要的因素是时间，要尽快关闭创口。视功能预后通常很差。

哪些病人术后会发生视网膜脱离

视网膜脱离最常发生在白内障手术或后囊切开术后6个月内。白内障囊内摘除术后视网膜脱离的发生率2%~3%；白内障囊外摘除术后较低，为0.5%~2%。易发生视网膜脱离的病人常为轴性近视（眼轴大于25毫米）、视网膜网格状变性、手术眼原有视网膜裂孔或脱离及对侧眼有视网膜脱离史或网脱家族史的病人。术中有玻璃体脱失的眼发生率较高。医生在手术前后应仔细检查周边眼底，并决定是否治疗无症状的网膜裂孔。完整的后囊减少了视网膜脱离的发生率。相反，白内障手术发生了并发症，后囊破裂及玻璃体脱出，视网膜脱离的机会增加。最近研究表明，Nd:YAG激光后囊切开术后视网膜脱离的发生率增加。

哪些病人术后易引起黄斑囊样水肿

白内障手术是否出现并发症，黄斑囊样水肿是造成视力下降的常见原因。虽然发病机制不明，但都表现为旁中心凹的毛细血管通透性增加，液体积蓄于黄斑中心凹或中心凹周围的细胞内。

黄斑囊样水肿通常在白内障囊内手术多于囊外手术。通过荧光造影发现，白内障囊内摘除术后黄斑囊样水肿的发生率为40%~60%，而白内障囊外摘除术后为10%~20%；大多数无视力变化（血管造影性黄斑囊样水肿）。如果黄斑囊样水肿的诊断建立在视力下降的基础上（临床性黄斑囊样水肿），白内障囊内摘除术后的发生率为2%~10%，无后囊破裂的白内障囊外摘除术后小于1%，视力下降通常发生在术后2~6个月，持续数周至数月。如有玻璃体脱出，尤其是玻璃体或虹膜嵌顿于创口、植入虹膜支持型人工晶状体的术眼、人工晶状体位置不佳的病人，易出现黄斑囊样水肿。也可以出现于无并发症的病人。对黄斑囊样水肿的治疗存有争议，因为有相当一部分人可以自行消退，视力永久性丧失的低于3%。初步治疗常包括局部滴皮质类固醇或非类固醇消炎药。碳酸酐酶抑制剂能减轻一些病例的水肿，且常用口服法给药。如玻璃体或虹膜黏附于创口，用手术或激光Nd：YAG切断玻璃体条带重新修复创口和缓解对黄斑的牵拉，有益黄斑囊样水肿的治疗。

白内障手术后还会再长吗

许多病人在白内障手术前担心手术后会不会再长和复发。认为白内障手术后会再长出来，对手术治疗白内障缺乏信心。这是一种误解。得了白内障以后，只有手术才是复明的唯一途径。目前手术的条件，做囊内摘除术的，手术后肯定不会再长；做囊外摘除术的，由于皮质有残留并与囊膜粘连和或增生，有可能在后囊膜处产生混浊，形成后发性白内障，通常称为后发障。后发障一般在术后几个月开始发生，但很多病人需一年或更长时间才会影响视力。做截囊取出术，有残留的前囊膜与后囊膜相贴在一起，形成混浊的增殖膜，也是一种后发障。若是在手术时，能够把晶状体皮质去除干净，做比较彻底的抛光，前囊膜切开的范围大一些，选择好与后囊膜相匹配的人工晶状体，且手术性创伤尽可能避免，这样产生后发障的可能不高。

哪些病人白内障手术后还需激光治疗

白内障术后是否还需要激光治疗，主要取决于后发障的严重程度和对视力的影响。对视力无影响者可不作处理。对视力构成影响的可采用激光治疗，目前多用脉冲掺钕铝石榴石激光（Nd：YAG）技术。这种方法不需要在眼球上作切口，不需复杂的麻醉技术，直接对混浊的后囊膜进行切割，大多一次成功，不必住院，术后视力马上恢复。但需要注意的是激光治疗一定要准确聚焦，使用能量从最小开始，逐渐增加，直至达到切割效果。有人工晶状体植入的要避免损伤人工晶状体。倘若后囊膜的混浊致密，可做一个小直径的切开，即可获得清晰的视力。对于半透明的后囊膜或后囊膜有褶皱，可做一个与瞳孔相当大小的切开较为适合。

治疗后为减少局部反应，局部可使用皮质类固醇眼药水滴眼。注意可能出现的一过性高眼压，若眼压明显高于正常，可滴用降眼压药水。

为什么有些病人手术后视力提高不够理想

白内障手术做得很顺利，角膜透明，瞳孔圆而居中，人工晶状体的位置也正好，就白内障手术而言，是可以打个满分了。可是，有的病人视力恢复得不怎么理想，大有白开这一刀的后悔之意。其实，经过检查，这是合并一些其他影响视力的眼病。常见的有：a. 黄斑囊样水肿：在白内障手术后发生，确切原因尚不清楚，有自愈倾向，视力预后较好。有一种慢性型，多发生在术后3个月以后甚至数年，视力预后较差。有人认为与前列腺素的释放有关，故可在手术后使用吲哚美辛（消炎痛）或皮质类固醇，一般多采用局部用药。b. 老年性黄斑变性：这一病变与年龄的增长有关，年龄越大，发病率越高。我国近年来的发病率有上升趋势。该病可引起视力严重受损，现在还没有特效的治疗方法，可在阳光下配戴太阳镜，服用适量的维生素C和维生素E，有脉络膜新生血管形成者可考虑激光治疗，目的在于防止进一步发展。c. 高度近视：近视程度越高，在视网膜、脉络膜和黄斑部都会有退行性改变，并且影响视力且无法矫正到正常水平。这种情况在手术前可以经检测作出预计。d. 眼底的其他病变：如患过脉络膜炎、玻璃体积血、视网膜血管疾病、视神经萎缩等都会妨碍视力的提高。对以上这些疾病要坚持随访和治疗。

角膜接触镜矫正白内障有哪些优缺点

接触镜俗称隐形眼镜，是贴附在角膜表面的薄镜片。配角膜接触镜后，接触镜、角膜及其间的泪液和房水构成新的角膜屈光系统。矫正无晶状体眼的角膜接触镜一般分为硬性和软性两种。硬性多由聚甲基丙烯酸甲酯制成，软性多由羟乙基丙烯酸甲酯与二甲基丙烯酸乙酯或 N-乙烯吡咯酮等共聚的材料制成。软性接触镜的吸水性、透氧性和柔软性均比硬性接触镜强，故戴镜时间比硬性接触镜长。近年来，已有透气的硬性接触镜问世，其质量有所提高，有利于矫正角膜散光。接触镜的放大率仅 8%，故可消除球面像差、物像变形、环形暗点等，可用于矫正单眼无晶状体眼。但是，无论软性或硬性接触镜日戴或周戴型，常引起角膜异物感。更重要的是厚的高度数镜片，不仅起着一个氧气屏障作用，而且起着一个角膜与周围环境温度绝缘体的作用，使角膜温度升高，增加角膜的生化反应速度。由此可导致角膜炎、角膜溃疡、角膜新生血管和睑结膜乳头肥大，甚至有引起角膜内皮功能失代偿的报道。在泪液分泌减少、卫生条件差及有灰尘环境工作的病人，禁忌配戴接触镜。

为什么说人工晶状体植入是矫正白内障的最好方法

各种矫正无晶状体眼的方法有较多缺陷，在植入人工晶状体后均可得到克服。人工晶状体的材料聚甲基丙烯酸甲酯具有重量轻、光学性能高，几乎没有抗原性、致炎性、致癌性和生物降解等特性。此外尚有用硅胶、水凝胶制作的人工晶状体及可折叠式人工晶状体开始有较多使用。人工晶状体术眼的优越性在于人工晶状体在解剖上和光学上取代了原来的晶状体，构成一个近似正常的屈光系统，尤其是固定于正常晶状体生理位置上的后房型人工晶状体。人工晶状体的放大率仅为 0.2%~2%，不会产生影像不等、视野缩小、环形暗点、相差等现象。人工晶状体植入术后不但可迅速恢复相当好的视力，而且视觉质量高，病人方便，随诊次数少。对于黄斑变性的病人可恢复有用的周边视力。临床实践证明，后房型人工晶状体是迄今矫正无晶状体眼的最理想方法。近来随着手术技术的进步，人工晶状体植入术的适应证不断扩大，过去认为是禁忌证的也可能成为适应证（如单眼、角膜白斑、青光眼、后囊膜不完整、某些葡萄膜炎）。

什么是人工晶状体

人工晶状体（Intraocular lens）简称 IOL，是应用人工合成材料聚甲基丙烯酸甲酯、聚碳酸酯、硅凝胶、水凝胶等制成的一种特殊透镜。它的屈光能力和作用类似于人体眼球内的晶状体。在白内障囊外摘除后可选择合适的人工晶状体，将其放在晶状体原来的位置，以取代原有的晶状体，使眼睛视力恢复，能清晰地看到周围的物体。人工晶状体具有人眼晶状体的生理作用，通过它在视网膜上形成的像差很小，仅为 1%~2%，而框架眼镜的像差为 25%~33%，角膜接触镜为 8%~11%。因此，它可以使白内障术后的病人具有良好的双眼立体视觉，并且没有戴眼镜和戴接触镜所带来的那些麻烦。

人工晶状体有哪些种类

人工晶状体经 60 年的发展，至今已经过了六代改进，使构型逐渐趋于完美，样式、种类繁多。按照人工晶状体植入眼内的位置及人工晶状体的功能等，可将其分为下面几种类型和品种。

① 以人工晶状体在眼内固定位置分类：a. 前房型人工晶状体：位于虹膜表面，支撑襻固定于前房角及附近组织。b. 虹膜夹持型人工晶状体：以虹膜为支持点，支撑襻固定于瞳孔缘及虹膜上。c. 后房型人工晶状体：位于虹膜及瞳孔后方，支撑襻位于囊袋内或睫状沟内，这种人工晶状体位置非常类似人眼晶状体的位置，是目前应用最广泛的一种类型。

② 后房型人工晶状体：目前大多数是由能吸收紫外线的聚甲基丙烯酸甲酯制成，分一体式或三体式，光学部分与襻是整体加工而成者，称一体式；光学部分与襻分别加工制成，称三体式。襻的形态有 J 型、C 型、改良 J 型、改良 C 形等。

③ 囊袋内固定型人工晶状体：是指人工晶状体完全位于晶状体囊袋内。晶状体襻位于囊袋中是人工晶状体在眼内最理想位置。目前有弹性襻囊袋内人工晶状体、盘状人工晶状体、折叠式人工晶状体，以及正在研究发展的膨胀型人工晶状体、注入式人工晶状体等。

④ 以人工晶状体聚焦度分类：a. 单焦人工晶状体：是目前应用最广泛的人工晶状体，它的光学部只有一种屈光度，即只有看远处或看近处一个焦点，光学部本身无调节力。b. 双焦人工晶状体：有远近两个焦点，看远处及阅读均可以。但由于人工晶状体植入后的位置变化和瞳孔大小的变化均可影响和干扰视力，因此双焦人工晶状体目前没有普及应用。c. 多焦人工晶状体：是既能看近又能看远的新一代人工晶状体，这种晶体前表面是折射屈光，用于看近；后表面利用菲捏尔透镜原理，特殊设计的衍射结构，用于看远。它可适应不同距离的光线，接近正常晶状体的调节功能。但这种多焦人工晶状体也有一定的缺点，如在视网膜上的成像对比度和分辨力低；早期视力恢复差；检查眼底清晰度减低，影响对眼底疾病的观察。这种人工晶状体还需要更长的时间和更多的使用，才能得出最后的结论。

折叠式人工晶状体有哪些特点

折叠式人工晶状体是一种软性人工晶状体，主要用于小切口白内障摘除术，特别是白内障超声乳化吸出术。在这种手术中，切口只需 2.8 ~3.5 毫米，但在植入人工晶状体时因非折叠式人工晶状体的光学部分直径有 5.0 ~ 6.0 毫米，必须在白内障摘出后将角巩膜处的切口扩大到所需的人工晶状体光学部分直径大小才能植入人工晶状体。这样失去了小切口手术的优点。选择折叠式人工晶状体，不必扩大切口就可以植入人工晶状体。在植入折叠式人工晶状体时，先用特制的手术器械将软性人工晶状体折叠，从小切口中将人工晶状体送入眼内晶状体的囊袋内。用折叠式人工晶状体能充分体现小切口手术的优点，手术后视力恢复快、散光小，伤口愈合也快。

折叠式人工晶状体型号有多种，通常有三片式、一片式、蓝光滤过型等。

人工晶状体植入术有哪些优点

从1949年第一例人工晶状体植入至今已有60多年的历史，现已在我国普遍开展，它的疗效早被肯定。它的优点可以从以下几方面看到：

① 符合眼球的解剖位置，光学效果好。白内障术后若不植入人工晶状体，需配戴1 000度左右的凸透镜（即远视镜片），位置在眼外，物体放大作用很大，双眼的误差也大，所以影像不清晰，病人戴着厚厚的镜片极不舒服且视野小。而后房型人工晶状体放在晶状体原来的位置上，几乎没有放大作用，它在视网膜上形成的像差很小，仅为1%~2%，可以忽略不计，能达到良好的光学效果，获得清晰的视力。

② 人工晶状体可以长期放在眼内，不需要经常取出和放入。绝大部分病人植入晶体后，不需再做特殊处理，工作和生活也不受限制。

③ 植入人工晶状体后不会产生空间和定向障碍，且视野正常。

④ 单眼白内障的病人如果不植入人工晶状体，配一个高度远视的镜片会产生很大的放大作用，造成双眼很大的像差，而不能配戴。单眼白内障更适宜植入人工晶状体。

⑤ 植入人工晶状体后可避免配戴框架眼镜或接触镜在生活和工作中带来的诸多不便。

为什么白内障摘除后要植入人工晶状体

由于人类寿命的延长，老年疾病已成为世界性问题。老年性白内障发病率高，虽致盲但可手术复明。术后无晶状体眼者，需戴镜改善视力。随着社会的发展，人们要求有更高的视力以适应社会需要。人工晶状体植入的发展成为一项划时代的新技术，在我国得到大力发展，并达到国际先进水平。为什么要植入人工晶状体呢。

① 符合解剖位置、基本无放大作用：与自然晶状体生理位置相近，可获得较好的光学效果。在未发明人工晶状体以前，白内障术后需配戴 1 000 度左右的凸透镜，位置在眼外，物体放大作用很大，双眼的误差很大，造成影像不清晰。人工晶状体放在原来晶状体的位置上，物像大小基本不变，且不用配戴或仅配戴低度数的眼镜，即能够获得清晰准确的视力。

② 无球面差烦恼：人工晶状体厚度仅 1 毫米，绝对不存在可感知的物差问题。也由于不存在周边放大作用，无环形暗点。

③ 人工晶状体可长期放在眼内，不需特殊处理。植入人工晶状体是一次性的，只要术后视力恢复良好，无严重并发症，可终身受益。

④ 人工晶状体植入术后，矫正视力比较理想，病人视野正常。临床观察结果表明，术后矫正视力在 0.5 和 0.5 以上者可达到 92%~97%；在 1.0 或 1.0 以上者可达到 63%~75%。

当然，植入人工晶状体也非十全十美。手术也会出现一些并发症，严重者必须手术取出人工晶状体。所以说，并不是所有白内障病人都适于植入人工晶状体。

人工晶状体植入有哪些方法

植入人工晶状体，常用的手术方法有以下几种：a. 后房型人工晶状体植入术：为目前最常用的手术方法。适用于老年性白内障术后，外伤性白内障、并发性白内障，只要后囊膜完整，均可植入后房型人工晶状体。植入后房型人工晶状体是把人工晶状体上下两襻及光学部都放到虹膜后面，使上下两襻放到睫状沟或放到晶状体的囊袋内。b. 前房型人工晶状体植入术：适用于常规囊内白内障摘除后、外伤性白内障后囊破裂、老年性白内障囊外摘除术中后囊破裂、晶状体玻璃体切割术后、视网膜情况良好，可考虑行前房型人工晶状体植入术。方法是常规角巩膜缘切口，将前房型人工晶状体放入虹膜前，晶状体襻支撑在前房角内。c. 虹膜夹型人工晶状体植入术：适应证同前房型人工晶状体植入术。优点是一种型号可适用于所有眼，摒除了前房角固定型人工晶状体个体型号不同的缺点。但对虹膜损伤严重，易发生黄斑囊样水肿、前房出血，所以这类人工晶状体逐渐被淘汰。d. 软性人工晶状体植入术（折叠式人工晶状体）：多为后房型人工晶状体，优点是人工晶状体可变形折叠，手术切口仅需 3.5 毫米，减少了眼前部的损伤，术后角膜散光小，视力恢复好。方法是用晶状体超声乳化白内障摘除术（保留后囊膜），然后用一专用镊使晶体折叠，再通过小切口放入后房囊袋内。e. 人工晶状体缝线固定术：

仅用于一些特殊类型，如白内障摘除术后无晶状体，且后囊破损，无法按常规方法植入后房型人工晶状体。方法是用10-0聚丙烯缝线将两个晶状体襻缝合固定在睫状沟附近，缝线由巩膜外拉出。该手术技术要求高，并发症多，应严格掌握适应证。

什么是人工晶状体二期植入

一期人工晶状体植入是指人工晶状体植入与白内障摘除术同期进行；二期人工晶状体植入是指与先前白内障摘除术无关的单独人工晶状体植入。二期人工晶状体植入技术为因各种原因只作过单纯白内障摘除的病人提供了弥补的机会，特别是对单眼无晶状体眼具有更重要的临床意义。那么什么情况下才适合人工晶状体二期植入呢？a. 先前曾经历囊外白内障摘除术，保持完整后囊膜的单眼无晶状体眼，是二次植入的最佳选择。尤其是需要有双眼单视而不适合配戴角膜接触镜者。b. 曾经历囊内白内障摘除术，有完整的玻璃体前膜的单眼无晶状体眼。如果白内障已成熟，最好先考虑作对侧眼白内障囊外摘除术加人工晶状体植入术，而后再考虑是否行这侧眼的二期植入。c. 双眼白内障摘除术后如矫正视力正常，也可考虑分别行二期人工晶状体植入。d. 外伤性白内障单纯摘除术后或自行吸收的病人。e. 单眼或双眼无晶状体眼，无后囊或后囊破孔很大者。f. 人工晶状体植入手术意外后。g. 需要更换人工晶状体者，如由于计算误差造成高度屈光不正时。h. 补充性缝合固定后房型人工晶状体植入后发生晶状体偏心、移位、倾斜以致明显影响视力或引起眩晕不适等症状时，可采取补充缝线固定，使人工晶状体处于正位。i. 不能用无晶状体眼镜者。j. 不能用隐性眼镜者：如关节炎、手颤等不能自己戴用；巨大乳头结膜炎、春季卡他角结膜炎、角膜病、湿疹、睑缘炎、严重干眼的病人。k. 预防弱视。

植入的人工晶状体度数是怎样确定的

眼是由不同屈光成分组成的精细的、相互关联的、复杂的屈光系统，这些成分包括角膜屈光力、晶状体屈光力、前房深度和眼轴长度。影响计算人工晶状体度数准确性的主要因素是眼轴长度和角膜曲率。为了选择合格的人工晶状体度数，测量方法是进行 A 型超声测量显示，新型 A 型超声，除可作一般生物测量外，大多数编制内存有人工晶状体计算程序。只需输入角膜屈光力测定值及眼轴长度（由本机直接测出并自动转换输入），即可得出正视化眼所需的人工晶状体度数。这种方法可使手术后不用戴眼镜来矫正视力，即使有一些误差，要戴的眼镜度数也较低或不需要配戴眼镜也能满足病人对视力的要求。

高度近视的病人植入人工晶状体应该注意些什么

高度近视在我国的患病率较高，高度近视合并有白内障的情况也比较多见。高度近视的眼球与正常视力的眼球有些不同，前者条件较差，白内障手术相对讲比较复杂，手术难度与并发症的概率均增高。特别是近视大于 1 000

度,眼轴长度大于28毫米时(正常为24毫米),多半有后巩膜葡萄肿,周边部视网膜及黄斑部视网膜变性,玻璃体液化、浓缩、后脱离等情况。在手术时有可能发生晶状体囊膜破裂、玻璃体丧失,使后房型人工晶状体植入造成困难。在术后并发症中以视网膜脱离比较常见,这是一种比较棘手的并发症。因其治疗比较困难,效果差,如未能及时有效地进行手术,少数人因此造成失明。

据文献报道,高度近视合并白内障,用白内障囊内摘除术,术后视网膜脱离的发生率可达7%~11%。单纯囊外摘除术,视网膜脱离为2.6%。目前,用白内障现代囊外摘除术,以及先进的超声乳化术,使视网膜脱离发生率明显减少,但也不能完全避免术后视网膜脱离的发生。特别是手术时出现并发症,如后囊膜破裂、玻璃体流失,术后视网膜脱离的概率也相应增加。

高度近视白内障手术的另一个问题是术后的屈光状态难以估计,其原因主要是由于眼轴过长、后巩膜存在葡萄肿、黄斑变性。

为使高度近视合并白内障的病人能得到较好的治疗效果,应注意以下事项:

① 高度近视一般是核心白内障,发展的速度较慢,白内障混浊的位置主要在中心核部及后囊下,周边部尚透明。为了预防视网膜脱离的发生,及时发现已存在的视网膜病变,在白内障手术前,应到医院眼科检查,充分扩大瞳孔,了解眼底情况。如发现有裂孔或其他病变,及时治疗,以防后患。于术后定期扩大瞳孔检查眼底,积极预防视网膜发生病变。一旦有视网膜变性或干性裂孔,应及早进行激素治疗。

② 对有高度近视的老年人，理想的术后屈光状态是形成低度近视。这对长期处于高度近视状态的人来说，既能满足一般工作与生活的需要，也容易适应。

③ 对于非手术眼尚有可应用视力的病人来说，手术眼选择植入人工晶状体度数，应根据非手术眼视力、屈光状态、白内障程度以及病人的不同需要进行合适的选择，以避免造成术后双眼屈光参差过大的矛盾。近年来已有负度数及低度数人工晶状体问世和临床应用，这使各种较高度数的近视眼在术后能获得理想的屈光再矫正。

④ 高度近视眼白内障手术是一项要求比较高、手术难度较大的手术。为使手术能顺利完成，避免发生意外，要求手术者具有一定经验，操作熟练，动作轻巧，术前应精心设计，准备充分，以期手术达到满意效果。

什么是黏弹剂

完善的人工晶状体植入术，除了依赖手术显微镜之外，黏弹剂的应用也是一个重要因素。黏弹剂是具有一定黏弹性、无毒、无抗原性的透明大分子胶体物质，在手术过程中注入到手术腔隙中，以起到填充、保护、润滑等作用，以提高手术质量和安全性。黏弹剂必须具有如下条件：a. 中性物质，等渗透压；b. 无颗粒杂质，无热源及抗原；c. 光学上是透明体；d. 有足够的黏稠度和润滑性；e. 亲水性，可稀释，便于用常规方法注入和吸出，少量此物质可通过滤帘排出；f. 对角膜内皮细胞及其他眼组织无任何毒性及损伤作用；g. 理化性质稳定，不因加压注射、高压消毒或稀释等改变其基本理化性质；h. 便于分装、消毒和保存。在临床上普遍使用的黏弹剂有透明质酸钠(Healon)、甲基纤维素、硫酸软骨素及它们的混合制剂(Viscoat)。

为什么白内障手术时要用黏弹剂

随着显微手术技术的不断提高和普及,眼科手术趋于更加精细,操作更为准确。黏弹剂在现代手术技术领域内的重要性被越来越多的人所认识和承认。黏弹剂在白内障手术中起到了什么作用呢? a. 保护角膜内皮:在角膜内皮表面形成一层保护膜,减少机械冲击和冲洗液的直接接触。b. 充填前房和晶状体囊袋:利于加深前房,保证截囊撕囊顺利。c. 润滑剂作用:在囊外白内障摘除术中娩核过程中,或植入前、后房型人工晶状体时,润滑剂有助于手术顺利进行,并保护眼组织免受擦伤。d. 分离、推压组织作用:能轻柔、准确地分离粘连的眼内组织。e. 炎性产物包裹:由于包裹了炎性组织,发挥了抑制炎症反应的作用。f. 促进伤口愈合:透明质酸钠(Healon)等黏弹性物质均为黏多糖物质,理论上有促进伤口愈合的作用。g. 止血作用:Healon等黏弹性物质可作为小出血点的止血剂。被黏弹性物质包绕的凝血十分易于吸出。

人工晶状体植入后会发生哪些并发症

人工晶状体植入术是眼科显微手术,不但要求术者有熟练的显微手术技巧,而且需要有精细的显微手术器械和性能良好的手术显微镜，以及保护角膜内皮的有效措施，否则，将会出现严重的手术并发症。此外，手术并发症的发生尚与多种因素密切相关，如人工晶状体的材料类型、术者的熟练程度、术式的选择、术中黏稠物质的应用、术后的护理以及患眼的条件等有关。人工晶状体植入术常见的并发症主要有以下几种：

① 浅前房或无前房：在术中前房灌注量不足、过大的切口漏水、眼球受外来压力或玻璃体内正压都可能使前房变浅。术后因切口漏、脉络膜脱离、睫状体阻滞、脉络膜上腔出血或瞳孔阻滞也可使前房变浅。

② 角膜水肿：基质和(或)上皮水肿可以发生在术后早期，原有角膜内皮功能不良者发生率更高。水肿多由机械损伤、长时间眼内灌注、炎症和高眼压等多种因素共同引起，导致内皮失代偿和角膜增厚。

③ 出血：术中可发生伴有或不伴有脉络膜上腔出血的脉络膜漏出，还有一种罕见但很严重的出血为驱逐性脉络膜出血，均需立即处理。术后早期发生的迟发性脉络膜出血比较少见，常见的前房出血常来源于切口或虹膜，程度较轻者可自行吸收。

④ 视网膜光毒性损害：视网膜色素上皮长时间暴露在手术显微镜的灯光下会被灼伤。如光灼伤发生在中心凹，视力就会下降；如发生在旁中心凹，病人主诉有旁中心暗点。

⑤ 眼内压升高：白内障术后常见眼内压升高，多为轻度、有自限性、不需长期地抗青光眼治疗。但有黏弹剂残留、瞳孔阻滞、前房积血、睫状体阻滞、眼内炎、晶状体物质残留、虹膜周边前黏等引起者需及时进行处理。

⑥ 黄斑囊样水肿：这是造成视力下降的常见原因，发病机制尚不明。视网膜脱离常发生在白内障手术后6个月内，发病因素包括轴性近视、视网膜网格状变性、术眼原有视网膜裂孔或脱离、对侧有网脱史或网脱家族史。

⑦ 葡萄膜炎：白内障术后的慢性葡萄膜炎与毒力较低的细菌有关，早期反应不明显，数周或数月后发生。

⑧ 囊膜破裂：如后囊破口小，可通过改变手术方法来妥善处理；如破口很大或玻璃体前界膜也破裂，建议做玻璃体前段切除术，有利于皮质清除及人工晶状体植入。

⑨ 切口变形或裂开：术后可能发生切口处房水外渗。如果渗漏持续存在，可形成滤过泡。切口漏、视网膜脱离等还可造成低眼压。

⑩ 虹膜根部离断：这是由于手术时损伤眼内组织所致，范围较大者会出现视觉障碍，需手术处理。

⑪ 缝线引起的散光：缝线过紧可引起术后散光，可在术后6~8周拆除部分缝线以减轻散光。

⑫ 瞳孔夹持：虹膜和后囊膜粘连、人工晶状体襻的位置不正或不慎将人工晶状体反向植入眼内使其光学部向前突起等均可引起瞳孔夹持。

⑬ 眼内炎：典型的急性眼内炎发生在术后2~5天，呈暴发性过程。慢性眼内炎可能发生在术后数周或数月，表现为慢性虹膜炎或肉芽肿性葡萄膜炎。

⑭ 人工晶状体植入的并发症：有人工晶状体的偏中心和脱位、葡萄膜炎－青光眼－前房积血（UGH）综合征、角膜水肿和人工晶状体性大泡性角膜炎病变、人工晶状体屈光度误差等。

随着人工晶状体材料及制作工艺的改进，手术方法不断更新，人工晶状体植入术的并发症已较过去大大减少。但在做此种手术时，应高度重视尽可能减少并发症的发生。

人工晶状体植入后视力不良有哪些原因

有些病人人工晶状体植入手术做得很顺利，角膜透明，瞳孔圆而居中，人工晶状体的位置也正好，但术后视力恢复并不理想。检查发现，往往合并有其他影响视力的眼病。常见的有：a. 黄斑囊样水肿（CME）：在白内障手术后发生，有自愈倾向，分为急性和慢性型。急性 CME 发生在术后 3 个月内，慢性 CME 发生较晚，甚至在术后数年后发生。视力预后一般不佳。治疗可用吲哚美辛（消炎痛）及皮质类固醇。b. 老年性黄斑变性：是西方国家老年人最常见的致盲眼病之一，近年来我国该病的发病率逐年提高，可能与黄斑区长期慢性的光损伤有关。可服用适量维生素 E 及补充锌剂，严重者采用激光光凝治疗。c. 高度近视：近视程度越高，在视网膜、脉络膜和黄斑部都会有退行性改变，并且影响视力且无法矫正到正常水平。d. 眼底的其他病变：如患过脉络膜炎、视网膜血管疾病等都会妨碍视力的提高。

植入了人工晶状体为什么看书还不清楚

植入人工晶状体后，病人视力提高了，看远处的物体清楚（如看电影、看电视），而看书写字却仍不清楚。为什么会这样呢？这与晶状体的解剖和生理功能有关。晶状体为富有弹性的透明体，形似双凸透镜。位于虹膜之后，玻璃体之前。正视眼可把远处的物体在视网膜上形成清晰的像，近处物体的光是散开的，在视网膜后成焦点，故在视网膜上形成模糊的像。通过视中枢调节使晶状体的悬韧带放松。晶状体是具有可塑性的物质，晶状体的前表面弯曲度增加，眼的屈光度随之增加，眼球后的焦点移到视网膜上又可成为清晰的物像。这一过程称为眼的调节。无论看近或看远物体，都很清楚。植入人工晶状体后，屈光度不能随物体的距离变化而改变(人工晶状体屈光度是固定不变的)，一般人工晶状体是选择看远处物体的屈光度，因而看近处物体(如阅读、写字)就不清楚了。需配戴普通眼镜才能看书、写字。

近年来，我国各大医院植入的人工晶状体均为单焦点人工晶状体，专为看远处物体而设计。随着人工晶状体制作工艺的不断改进，国外已生产出双焦点、多焦点人工晶状体，使人工晶状体的功能更接近于正常人晶状体。植入此种人工晶状体后，无论看远或看近都可获得清晰的图像，克服了单焦点人工晶状体的缺点。但是，目前此种人工晶状体制作工艺复杂，价格昂贵，仍需在临床实践中不断改进和完善。

什么是多焦点人工晶状体

通常白内障病人植入单焦点人工晶状体，术后只能提高远视力，看近时要戴阅读镜。如何提高病人白内障术后的全程视力已经成为眼科医生关注的话题。多焦点人工晶状体可以提供两个或以上的焦点，即使不借助其他光学设备也可以满足视近和视远的需求，成为许多白内障手术病人的选择。多焦点人工晶状体根据其光学特性可以分为折射型、衍射型、折射衍射混合型。不同类型的晶状体均是通过分散进入眼内的光线达到视远和视近的目的，入射光线一部分视近，一部分视远，造成入射光线不能汇聚于一点。虽然多焦点人工晶状体能够提供全程视力，但也会造成对比敏感度下降以及像差的增加。

什么是非球面人工晶状体

正常人眼角膜呈正性球差，晶状体的负性球差减小了人眼总球差，从而可以维持良好的视觉质量。目前临床上常用的人工晶状体的表面球面，植入该种人工晶状体后角膜残留的球而像差约 +0.27 微米，降低了对比敏感度，导致视觉质量的下降。非球面人工晶状体正是为解决上述不足而设计出的用以抵消角膜正性球差的人工晶状体。这种人工晶状体通过改良前表面或后表面的曲率来增加负性球差，以平衡角膜的正性球差，减小人眼总球面像差，提高对比敏感度，从而提高白内障病人术后的视觉质量。极少数角膜呈零或负像差的病人，可选择零像差的人工晶状体。

什么是矫正散光的人工晶状体

当白内障病人的角膜表面曲率不规整、散光度数大于 1.0D 时，可用 Toric 散光晶状体来矫正角膜散光，从而提高远视力脱镜率。植入散光人工晶状体必须在术前准确测量术眼的角膜曲率和散光轴位，从而计算出人工晶状体放置的轴位，术中严格按照轴位植入人工晶状体。此类人工晶状体的旋转稳定性直接影响到术后效果，人工晶状体每旋转1度，会导致3.3%的晶状体柱镜度数损失；人工晶状体旋转大于30度，导致矫正散光的作用完全丧失。因此，晶状体在囊袋内的高度稳定性和良好的居中性，对保证此类晶状体提供最佳的矫正散光作用具有重要的意义。

什么是可调节人工晶状体

此类人工晶状体的设计概念主要有3种：a. 以 CrystaLens 为代表：该晶体的光学区为4.5毫米，由硅胶制成，屈光率1.43，襻由聚酰胺制成，可以屈伸，晶体总长11.5毫米，略大于囊袋直径。当睫状肌收缩时，向后挤压玻璃体，使玻璃体腔内压力升高，进一步作用于人工晶状体，通过襻的屈伸运动推动人工晶状体的光学区向前移位，其作用相当于增大了晶状体的屈光力，从而实现调节。b. 以1UC为代表：由亲水性丙烯酸酯制成，光学区直径5.5毫米，屈光率1.46，晶状体总长9.8毫米。该晶状体为一片式，有4个襻，从光学区到襻的连接处形成"铰链"样结构。当睫状体收缩时，悬韧带放松，晶状体囊袋变小，"铰链"结构转动，从而使人工晶状体向后移位。c. 以 Synchrony 为代表：该晶状体为硅胶材质，有两个光学面——前表面的光学区直径5.5毫米，具有正屈光度，后表面的光学区直径6毫米，具有负屈光度，通过弹簧样的结构相连。人工晶状体未植入囊袋时，"弹簧"产生的推力使两个光学面相距3.7毫米。当人工晶状体植入囊袋后，睫状体放松时，悬韧带紧张，牵引囊袋扩张，此力量使得两个光学面之间的“弹簧”压缩，储备势能。发生调节时，睫状体紧张，悬韧带放松，囊袋表面张力减小，“弹簧”储备的势能推动两个光学面分别向前、后方向位移，进而实现调节。随访证实，可调节性人工晶状体的实际调节能力有限，只能提供中等程度的近视力。随着时间的延长，晶状体前、后囊膜机化，其前后移动的距离将进一步受到限制，该类晶状体的远期调节效果有待观察。

什么是有晶体眼后房型人工晶状体植入术

治疗眼睛屈光不正手术，特别是矫正高度近视眼，可以分为3类：a. 角膜屈光手术：包括角膜放射状切开术（RK）（目前已较少应用）、准分子激光角膜切削术（PRK）及激光原位角膜磨镶术（LASIK）。b. 晶状体屈光手术：包括透明晶状体摘除联合人工晶状体植入术，有晶状体眼前房型人工晶状体植入术及有晶状体眼后房型人工晶状体植入术。c. 巩膜屈光手术：包括巩膜缩短术及后巩膜加固术。晶状体性屈光手术具有预测性好，可以通过检查精确预测术后眼的屈光状态，且屈光状态稳定，不会回退及可矫正高度屈光不正等优点。然而，将透明晶状体摘除再植入人工晶状体，眼失去了调节功能，同时术后视网膜脱离的发生率高；有晶状体眼行前房型人工晶状体植入术，虽经过不断改进，现已生产出新型的能减少对房角损伤的前房型人工晶状体，但仍有损伤房角及角膜内皮细胞，引起角膜内皮细胞功能失代偿、角膜混浊及青光眼的可能。故近年来不少学者转而研制设计出有晶状体眼的后房型人工晶状体，这是将一片很薄的人工晶状体植入到透明晶状体的前面、虹膜后方的瞳孔区（后房型），以矫正中度至高度的近视或远视，并保留术眼的调节功能。手术方法：术前充分扩大瞳孔，眼球麻醉，在做好角巩膜缘后5～8毫米长的切口后，于虹膜与晶状体之间注入黏稠剂，用手术镊夹住人工晶状体推入眼内的虹膜与晶状体间的空隙处，做虹膜周边切除，以防止青光眼的发生。然后用灌注液冲洗出黏稠剂，缝合伤口，术后立即缩小瞳孔。也有介绍在手术前两周，先行虹膜周边激光切开术，以防止术后瞳孔阻滞。

有晶状体眼后房型人工晶状体具有矫正效果好、预测性好、可逆性和保留调节功能等优点。据初步临床观察，显示近期效果较满意。但此手术毕竟仍处于早期阶段，且术后并发症，如白内障形成、青光眼、虹膜炎、光线暗时眼前光晕（人工晶状体光学部小，暗处瞳孔扩大）等弊端不能完全避免。仍需经长期观察，肯定疗效后才能在临床上推广使用。

什么是双联人工晶状体植入术

为了治疗患有高度远视、眼轴极短的白内障病人，术后获得较好视力，国外有学者采用超声乳化法摘除白内障，同时在晶状体囊袋内植入两片人工晶状体，使其叠加在一起，这种方法又称PIGGYBACK术或两片式后房型人工晶状体植入术。因为用两片人工晶状体植入，将两镜片光学中心与视觉中心排成一线，其视觉质量优于用总度数相同的单片人工晶状体，它能提供更大的有效视区和增加焦点的深度。

这种手术适合于下列情况：a. 眼轴较短的远视眼白内障或非白内障病人。b. 已植入人工晶状体的眼，Ⅱ期植入 PIGGYBACK 人工晶状体，以矫正第一片术后剩余的屈光误差。c. 圆锥形角膜的白内障。d. 人工晶状体眼穿透性角膜移植后的屈光误差。

双联人工晶状体植入后，1～2 年随访中，发现有一个较明显的远视变化以及人工晶状体间镜面上有细胞性物质增生。这种增生物，引起后房型人工晶状体后移位，视力下降。如果视轴区增生物增多，需再次手术清除。这种手术应极其谨慎，特别是对于年轻病人。若如能用其他方法（如接触镜、角膜屈光手术）来替代时，应谨慎选择。

什么是先天性白内障

先天性白内障是指胎儿发育过程中，眼的晶状体发育生长障碍引起的晶状体混浊。先天性白内障可分成两组：一组是出生时即有的，称先天性白内障；另一组是出生后数周或数月才发生的白内障，称为婴儿型白内障。先天性白内障是常见的小儿眼病之一，我国约每 2 000 名小儿中有 1 人是先天性白内障，盲童中 1/5 是由先天性白内障致盲的。

小儿眼球发育有哪些特点

小儿出生时眼球的各系统发育还很不完善，出生后仍在继续发育生长，直到青春期前后逐渐加快，接近于成人水平。小儿的眼球发育有以下几个特点：a. 眼球在出生后逐渐增大，6 个月到 3 岁增大迅速，以后逐渐变慢，但仍在增长。青春期前后，眼球增长又加快，以后基本稳定，接近于成人大小。一般来说，眼球的前部增长较少、较慢，而后部尤其是玻璃体容量大幅度增加，使眼球的外形发生明显变化。b. 婴幼儿因眼球前后直径较小，大多有轻度的远视。晶状体呈球形，角膜弯曲度也较大，屈光力较成人为强。随着年龄的增长，眼球前后径的增大，远视逐渐减轻，向正视方向发展。以后，近视倾向增加。c. 眼球内部组织在出生后继续分化，功能逐渐趋于完善。出生后 6 个月，眼底形态才逐渐接近成人眼底，出现真正的双眼注视。d. 晶状体随着年龄的增加，体积不断增大。晶状体纤维在一生中不断增生，向晶状体中央堆积。20 岁后中央部最陈旧的纤维顺应性下降，晶状体核变得较硬。40 岁后晶状体的硬度已可导致有临床意义的调节减弱，出现老化。

孕期服药与先天性白内障有何关系

母亲妊娠期间如果服用药物，有些药物会通过血－胎盘屏障进入胎儿体内，影响胎儿的生长发育。虽然在先天性白内障的发病原因中，母亲孕期服药不是发病的主要原因，但很多临床病例也提示母亲妊娠期服用药物（如大剂量的四环素、激素、水杨酸制剂、抗凝剂等）和萘苯等一些有毒物质，会通过阻断上皮生发区的晶状体细胞核的酶系统及干扰水及电解质的平衡而产生白内障。动物实验证明，妊娠兔如果食用含萘的食物，幼兔会发生白内障。

妊娠期患系统疾病（心脏病、肾炎、糖尿病、贫血、甲状腺功能亢进、手足抽搐症、钙代谢紊乱）以及维生素 D 缺乏等也可造成胎儿的晶状体混浊。

孕期病毒感染会引起先天性白内障吗

母亲怀孕期间患病毒感染是否会引起胎儿患先天性白内障一直是患病毒感染的准妈妈及其家人极为担心的事。在先天性白内障病人中，确实有一部分是因为母亲在孕期患病毒感染所致（如风疹、麻疹、水痘、腮腺炎等），其中以风疹病毒感染最为常见。

胎儿时期（尤其是妊娠期前 3 个月），胎儿的晶状体囊膜尚未发育完全，不能抵御病毒的侵犯，而此时的晶状体蛋白合成活跃，对病毒的感染敏感，因而影响晶状体上皮细胞的发育，晶状体代谢发生紊乱，从而引起胎儿的晶状体混浊。妊娠后期，胎儿的晶状体囊膜已发育完善，能保护晶状体免受病毒的侵害，如果这时再患病毒感染，发生先天性白内障的可能性减少。

风疹性白内障的特点是晶状体有珍珠样白色核性混浊，有时晶状体全混浊。风疹引起的综合征还可有弥散性色素性视网膜病变、小眼球、青光眼及一过性或永久性角膜混浊，全身表现可有心脏缺陷、耳聋和智力低下。

目前，由于免疫抑制剂的广泛使用，风疹引起的白内障比例已大大降低。其他先天性病毒性疾病也可能是导致先天性白内障的主要因素。

孕期营养不良会引起先天性白内障吗

胎儿在母体内生长发育，依靠母体提供的丰富的营养物资和各种维生素等。胎儿从一个受精卵发育成为一个完整的胎儿，需要从母体汲取大量的养料。如果母亲孕期患有营养不良，尤其是怀孕后3个月，不能给胎儿提供足够的营养物质或使胎儿宫内缺氧，可造成胎儿生长发育障碍，同时也影响胎儿晶状体的发育，导致晶状体混浊，发生先天性白内障。已有动物实验证实，胎儿的最后3个月发育障碍，使胎儿出生时体重过轻和缺氧，可造成中枢神经系统受损，晶状体混浊，发生先天性白内障。

孕期的营养不良不仅影响母体本身的健康，也严重地影响胎儿的发育，可使胎儿发生先天性白内障。

为什么早产儿易患先天性白内障

早产儿出生后，常因体重过轻，需放入暖箱治疗，并给予吸入高浓度的氧气。高浓度的氧气的吸入，可能是导致早产儿发生先天性白内障的主要原因。已有实验证明，出生后吸入高浓度的氧气会使晶状体后的纤维组织增生，数月后可引起晶状体混浊，发生早产儿视网膜病变及先天性白内障。另外，约有2.7%的早产儿在出生后，晶状体前后囊下有清晰的泡，双眼对称，泡可以自行消退或逐渐发展成后囊下混浊，形成白内障。

早产儿易发生先天性白内障与早产儿晶状体未发育成熟和出生后吸入高浓度的氧气，造成晶状体后的纤维增生有关。

先天性白内障有哪些类型

先天性白内障有许多类型。混浊的部位、形态和程度不同，视力障碍程度也不同。比较常见的有以下几种：a. 全白内障：晶状体全部或近于全部混浊为最严重的白内障。一般出生时已全部混浊，或在出生后逐渐发展，在 1 岁内全部混浊，视力障碍明显，多为双侧，以常染色体显性遗传为最多见。b. 膜性白内障：当先天性完全性白内障发生退行性变性，其皮质逐渐吸收，形成膜性白内障。表现为瞳孔区有灰白色的硬膜，可带有色彩斑点，表面不规则，对视力影响明显。c. 绕核性白内障：此种白内障常见，占先天性白内障的 40%。因混浊位于核周围的层间，包绕在透明晶状体核之外，有时在板层混浊之外，又套有一层或数层板状混浊，各层之间似有透明皮质间隔，故又称板层白内障。通常为双侧，静止不发展，视力影响不十分严重。d. 核性白内障：为较常见类型，晶状体核心层发生盘状混浊，呈致密的白色，混浊范围为 4 ~5 毫米，完全遮挡瞳孔区。此种白内障对视力影响较大，多为双眼患病，通常为常染色体显性遗传。e. 前极白内障：为晶状体前囊膜中央的局限混浊，混浊的范围不等，有时表面稍突起，称锥形白内障，多为双侧，静止不发展。有少数患儿伴有耳聋、肾功能障碍，此为综合征的一种体征。f. 后极白内障：为胚胎期玻璃体血管未完全消退所致。混浊在后囊中央，位于结点附近，故对视力有一定的影响。为双侧、静止性。g. 冠状白内障：晶状体皮质深层周边部有短棒状、圆形、椭圆形、哑铃状混浊，排列成花冠状，很少影响视力，与遗传有关。为双侧、静止性。h. 点状白内障：细小点状灰白色混浊，有时带有蓝色，位于皮质深层，多在周边部，不影响视力。常为双侧，较常见。i. 缝性白内障：晶状体前后缝附近出现各种形式的混浊。j. 纺锤形白内障：贯穿晶状体前后轴，连接前后极的纺锤形混浊。k. 珊瑚状白内障：皮质呈珊瑚状混浊。

先天性白内障会致盲吗

先天性白内障对视力的影响因晶状体混浊的部位与程度而不同，大多数先天性白内障为静止性或发展缓慢。晶状体混浊位于周边部皮质区，或分布稀疏，范围不大，对视力影响不明显，不会致盲，如前极性白内障、冠状白内障及点状白内障等。

核性白内障因混浊部位在晶状体中央，瞳孔缩小时，瞳孔区正好被混浊的晶状体挡住，视力明显下降。瞳孔扩大时，光线可通过晶状体周边的透明部位，故视力可明显提高。

绕核性白内障因混浊位于瞳孔区，故对视力影响较大，而且随着年龄的增加，混浊区可向深部推移，视力进一步下降。全白内障为出生时晶状体全混浊，因此，出生时病儿视力明显受影响，如果不及时治疗，会致盲。

对于严重影响视力的先天性白内障，如果进行手术时间早，术后又及时给予屈光纠正、进行弱视眼的功能锻炼，那么，有一部分病人可获得较好的视力。如果手术时间太晚，即使术后再给予视功能锻炼、屈光纠正，患儿因弱视形成，此时已不可能获得较满意的视力。

对于影响视力较明显的先天性白内障，不及时手术及进行视功能锻炼是先天性白内障致盲的主要原因。

先天性白内障会影响其他发育异常吗

先天性白内障常与其他眼疾、全身其他器官的畸形和发育有着密切的关系。这些并发症的存在，有些加重视力障碍，有些可根据眼部的变化，追踪出全身其他疾病的线索。先天性白内障较常伴有的眼部异常有：a. 斜视：约有半数左右的先天性白内障病人伴有斜视，这是由于白内障引起视力下降，或双眼视力不平衡，破坏了融合机制，造成斜视。有些斜视可能是伴有眼部解剖异常所致。b. 眼球震颤：因先天性白内障视力下降，不能注视，出现摆动性或搜寻性眼球震颤，也可见于某些其他器官发育异常，如下颌一眼一面一头颅发育异常综合征。c. 先天性小眼球：先天性白内障合并先天性小眼球者，即使手术，视力恢复也不理想。先天性小眼球可能是因为晶状体不正常发育而影响了眼球的大小，还可合并眼内某些组织（如虹膜、脉络膜）的缺损。d. 视网膜、脉络膜病变：少数白内障患儿可伴有近视性脉络膜、视网膜病变，视网膜变性，黄斑营养不良等。e. 其他：先天性白内障有时还可合并虹膜、瞳孔发育不良、晶状体脱位、晶状体缺损、无虹膜、脉络膜缺损、瞳孔残膜、大角膜等。

先天性白内障还可合并全身其他器官的发育异常，如下颌发育不全、侏儒、毛发稀少、皮肤萎缩、耳聋等。也可合并大脑发育不全、智力减退、四肢关节松软、先天性心脏病、肾功能障碍等。

此外，许多遗传性疾病与其有着密切的联系，如强直性肌营养不良、半乳糖综合征、先天性钙化性软骨营养不良、马凡综合征、Alport 综合征等。

怎样及早发现小孩先天性白内障

大多数先天性白内障发展缓慢，视力呈进行性逐渐减退，又无疼痛等不适，极易疏忽。尤其是婴幼儿由于不会诉说，家长常常会忽略孩子的病情。怎样及早发现孩子患有先天性白内障呢？首先需要家长对先天性白内障疾病有一定的了解，平时细心观察孩子的一举一动，如发现孩子动作不够协调，经常不能准确地拿取细小的物品及玩具，对较远处的食品、玩具视而不见，走路不稳、迟缓，走路时经常碰撞其他东西，对色彩鲜艳、诱人的画面或电视不感兴趣，或阅读、写字时距离过近，写字歪扭、重叠，有时看书时歪着脑袋等，都极可能表示孩子的视力有问题，应予重视。

另外，如家长观察到孩子的眼黑部分有白色反光，两眼球大小不一，孩子有控制不住的眼球抖动，或出现斜视，或偶尔挡住一眼时，另一眼不能视物。这些情况也常提示孩子的眼部出现异常，应及时带孩子去眼科检查。

小儿眼珠发白就是先天性白内障吗

有些家长无意中发现小儿的眼珠发白或瞳孔区有白色反光，就认为是白内障，或因小儿无不适主述，未予以重视。其实，小儿眼珠发白或瞳孔区有白光反射，这是一个非常重要的体征。除了先天性白内障外，还与很多重要的眼病有关。

眼珠发白常由角膜病变所致。角膜炎症时，大量的炎症细胞浸润和角膜水肿，会使角膜呈现白色外观。炎症或外伤后留下的瘢痕，也可使角膜变白，称为角膜白斑或斑翳。

如瞳孔区有白色反光，常可由以下疾病所致：a. 转移性眼内容炎：如果小儿抵抗力低下，身体其他部分有炎症感染时，可转移至眼内，引起转移性眼内容炎。可在瞳孔区出现黄白色反光，这种疾病常引起眼球萎缩失明。b. 视网膜母细胞瘤：视网膜母细胞瘤是好发于 3 岁以下小儿的眼内恶性肿瘤，最早表现为瞳孔内出现黄白色反光或斜视，如果家长重视，予以早期诊断治疗，常可挽救患儿的生命。但到晚期，常因转移，造成患儿死亡。c. 晶状体后纤维增生：如果孩子是早产或低体重儿，出生后曾吸入高浓度的氧气，可发生玻璃体及视网膜病变，出现晶状体后纤维增生，也可表现为瞳孔区白光反射。d. Coat's 病：又称外层渗出性视网膜病变。视网膜上有黄白色病变，轻度隆起，严重者因视网膜广泛脱离，可出现瞳孔白光反射。

当发现小儿眼珠发白或瞳孔有白色反光时，绝不能掉以轻心，应及时去医院就诊，以得到明确诊断和治疗。

先天性白内障对患儿智力发育有影响吗

先天性白内障是否影响患儿的智力与白内障的类型和对视力影响的程度有关。大多数类型的先天性白内障，因其晶状体混浊程度很轻，很少影响视力，有些仅在日后的常规检查中发现先天性白内障，病人自己无任何不适和主述。对于这些白内障患儿，他们的发育和智力完全无异于正常的孩子。但如果先天性白内障患儿因晶状体混浊较明显而影响视力（如全白内障、核性白内障等），因孩子与外界的交流、沟通发生困难，很少得到外界的视觉信息，在一定程度上会影响孩子的智力发育。如果早期能予以手术治疗，患儿能获得一些视力的话，对孩子的智力发育有很大的好处。他们能从外界不断地得到视觉信息，来促进大脑的发育，智力的开发。

此外，如果先天性白内障合并有其他的畸形，如有大脑发育不全、智力低下、耳聋等异常，这些患儿的智力会受明显影响。即使手术后视力有提高，患儿的智力也不会有明显的改变。

先天性白内障可以用药物治疗吗

先天性白内障因晶状体混浊的部位及程度不同，对视力的影响也不同。严重影响视力的先天性白内障应及早手术，尽可能地获取最好的视力。那些视力轻度受影响暂不需手术者，是否需要药物治疗呢？多年来，专家们一直在对晶状体的代谢及白内障产生的原因和机制进行大量的研究，试图寻找到有效的药物用于预防和阻止白内障的发生和发展，减轻或延迟视力的损害。直至目前，世界范围的研究普遍认为老年性白内障是由营养障碍等综合因素所致，可用某些药物来延缓或减轻白内障，但目前所有的药物对人类白内障的疗效尚难以肯定，尤其是对先天性白内障，目前还未找寻到有效的药物治疗。轻度的先天性白内障不需药物治疗，如果白内障进一步发展，视力受影响时，可考虑手术。

哪些先天性白内障需要进行手术治疗

先天性白内障发生的原因各不相同，类型多种多样。晶状体发生混浊的部位、大小及程度决定了对视力的影响。先天性白内障是否需要手术治疗应视具体情况而定。

先天性白内障一般在出生后已定型，很少发展。对于不影响或极少影响视力的先天性白内障不需手术，如双侧不完全性白内障视力在0.3以上者。婴幼儿的视力无法准确地检查，医生可通过眼底检查来判断。如果白内障位于中央，通过清亮的周边部分能见到眼底，可暂不考虑手术。对于严重影响视力的先天性白内障，应尽早手术，常见有以下几种情况：a. 单眼先天性白内障，另一眼正常者，白内障应尽早摘除，及时纠正屈光不正，进行弱视训练。否则，患眼会因白内障遮盖，发生剥夺性弱视，以后即使再手术，也不能获得满意的视力。b. 晶状体混浊明显，且位于瞳孔区者，如核性白内障，因已严重影响视力，应尽早手术。c. 全白内障及膜性白内障因晶状体全部混浊，完全阻碍了光线从外界导入，视网膜因得不到足够光线的刺激，不能正常发育，应尽早手术。d. 双眼先天性白内障若双眼视力为0.1或低于0.1，不能窥见眼底的应及时手术。应在一眼手术顺利施行后，及时进行另一眼手术，以保证双眼术后都能得到视觉训练，不发生弱视。

双眼先天性白内障是否可同时进行手术

先天性白内障的患儿手术时需全麻。有些家长提出能否同时进行双眼白内障手术，这样可减少手术和麻醉的次数，减少患儿的痛苦。大多数的眼科医生不赞成双眼一同手术，因双眼同时手术会增加手术感染和并发症的风险。

白内障手术中可能会出现一些术前难以预料的情况，一眼先做白内障摘除手术，然后可根据第一眼的手术情况，另一眼做好充分的准备，减少并发症的发生。两眼手术间隔一段时间，可增加手术的安全性。但是，双眼白内障手术时间也不能间隔太长，一般应在第一眼手术顺利实施后1周左右进行第二眼的手术。

先天性白内障何时进行手术最佳

对于严重影响视力的先天性白内障，目前一致认为应以手术治疗为主。但何时手术及手术的方法是决定患儿术后视力好坏的关键因素。小儿手术需用全身麻醉，婴儿的全身各器官功能发育不全，对手术的耐受性较差，全身麻醉有一定的危险性，且小儿的眼球较小，对术者的操作精度要求较高。手术越早，这些问题越严重。手术过晚，必然会影响患儿视功能的发育，导致弱视及眼球震颤。掌握手术的适当时机是决定手术预后的重要环节。a. 对于出生后就有的明显的晶状体混浊，因白内障严重阻碍了光线进入眼内，影响视功能的发育，应尽早进行手术。一般应在出生后 3～6 个月内进行。b. 单眼白内障应尽早手术。有报道认为，如果在 1 岁后手术，即使手术很成功，视力也难达到 0.2 以上，所以应尽早手术，尽早完成光学纠正，防止发生剥夺性弱视。c. 对于局限性晶状体混浊，如视力影响不明显，可不急于手术。总之，手术原则是在不影响或较少影响小儿全身情况的前提下，尽早手术，原则上应在 6 岁前进行手术，否则病人的视力即使手术后也难得到提高。

小孩先天性白内障手术与成人白内障有何不同

先天性白内障患儿由于眼球发育尚未成熟，在解剖和生理上与成人不同，手术的方法也不尽相同。a. 小儿晶状体的核尚未形成，为软性白内障，手术不像成人那样需要将晶状体核娩出或用超声乳化将核碎化，晶状体皮质可以直接用针吸法吸出或用玻璃体切割器切割后吸出。b. 婴幼儿的晶状体呈球形，手术中易发生浅前房，手术要求十分仔细，不能损伤角膜内皮，以免术后发生角膜混浊。c. 幼儿的巩膜弹性大，手术中易发生塌陷。另外，因幼儿瞳孔的开大肌尚未发育完善，瞳孔对散瞳药不敏感，手术中瞳孔不易扩大，给手术增加了难度。d. 先天性白内障不宜行晶状体囊内摘除术，因晶状体后囊与玻璃体前界膜贴合紧密，晶状体悬韧带牢度较强。此手术易发生玻璃体脱出，增加术后视网膜脱离等并发症发生的危险。e. 先天性白内障术后较成人更易发生晶状体后囊混浊，形成后发障。目前，手术方式已有改进，尽量减少后发障的发生。f. 对于 2 岁内的婴幼儿，因眼球尚未发育完善，易发生并发症，不宜常规植入人工晶状体。

另外，很重要的一点是幼儿术后应尽可能及早配镜，防止弱视眼的形成。

先天性白内障手术前应做好哪些准备

对那些有手术适应证的先天性白内障患儿，手术前应做好以下几项准备。

① 首先，医生应了解完整的病史、家族史和遗传史，再根据检查的情况，制订出最佳的手术方案。

② 术前检查。应包括眼部和全身两部分。首先要了解患儿的视功能情况，3～4 岁以下的小儿很难配合视力检查，可通过患儿的视觉固视反射、视觉电生理以及有无眼球震颤、有无对光反射及对外界的反应能力等对视力进行综合判断。为明确晶状体混浊的部位和程度，应尽量做裂隙灯、眼底检查。如可能，应行眼部 A、B 超检查以了解眼底情况和对应植入的人工晶状体度数做出估算。眼部检查还应注意有

无重症沙眼、倒睫、角膜血管翳，有无小眼球、小角膜等其他畸形，对能配合的小儿应进行冲洗泪道，必要时进行眼结膜囊培养。全身检查应注意是否伴有其他系统的异常。术前应常规做胸部透视、心电图、血尿便常规以及肝肾功能检查。

③ 术前对术眼滴入抗生素眼药水，每日 3～4 次，连续 3 日以上，以防术后发生感染，术前夜予以镇静剂口服。全麻者，手术前日晚 11 点以后不再进食也不可饮水。手术之日，病人应着宽大衣服。术前 45～60 分钟，用 10%新福林或 0.5%托吡卡胺眼药水扩瞳，以便于手术顺利进行。

先天性白内障手术时需要全身麻醉吗

眼部的手术，尤其是眼内的手术，一定要求病人密切配合。头部的随意摆动、眼球转动和眨眼运动都将直接影响眼科手术的效果。对于有能力控制自己行为的成人，常用局部麻醉来达到眼睑及眼球的制动和止痛，进行眼科手术。对于小儿来说，这是一个很大的难题。为了使手术能顺利进行，对于 10 岁以下的儿童以及痴呆、智力低下、咳嗽不能控制或头部明显震颤的病人，宜选用全身麻醉以保证手术顺利进行。如果病人年龄在 10 岁以上，自控力较好，能够密切配合医生手术的，不一定强求全身麻醉，医生可以选择局部麻醉。

先天性白内障有哪些手术方法

先天性白内障有许多手术方法。哪一种手术方法好，应根据病人的具体情况而定。

① 对于无并发症的先天性白内障，目前常用的有晶状体切除术联合前部玻璃体切除术。手术采用玻璃体切割器将晶状体及前部玻璃体一并切除，此手术的优点是可减少术后后发障的发生。

② 大多数先天性白内障采用白内障针吸术，方法为用刺囊刀或针头伸入前房内，将晶状体前囊膜充分划破，用注吸针吸出前囊膜和晶状体皮质。此手术简单、安全，可用于出生不久的新生儿。针吸术保持了晶状体后囊的完整性，但术后后囊很快会发生混浊，形成后发障，影响视网膜成像。目前，最新术式是针吸术后，用 Nd: YAG 激光器在晶状体后囊上开一大孔，这样，既可减少发生后发障的可能，又能为以后后房型人工晶状体的植入提供方便。

③ 光学虹膜切除术适用于散瞳后混浊范围小的板层白内障、核性白内障或前后极白内障，此手术有一定的局限性。

线状摘出术和刺囊术目前已很少应用。

近年来，后房型人工晶状体植入术已广泛用于儿童、婴幼儿和儿童植入人工晶状体，除了提高视力外，还能防止弱视和发展融合力。但是，由于婴幼儿眼组织的特点，术中和术后的并发症明显多于成人，因此不宜作为常规手术，一般在 2 岁后才能进行人工晶状体植入手术。

先天性白内障手术会发生哪些并发症

婴幼儿的眼睛发育尚未成熟，同时又不懂得与医生配合，任何的疏忽都可能发生并发症的危险，严重影响着先天性白内障的手术疗效。要求手术医生必须有丰富的临床经验及高度的责任心。先天性白内障手术常见的并发症有：

① 伤口崩裂及眼内容脱出：术后患儿的哭闹、憋气、奔跑时的碰撞以及换药时的挣扎，都可能造成缝线的崩脱，切口裂开，继而虹膜脱出，严重时可有玻璃体等眼内容脱出。为避免此类并发症的发生，应在术中严密缝合伤口，适当增加缝针数。术后尽可能让孩子安静，不要碰撞，抓揉双眼。如有咳嗽、便秘等不适，应即予以处理。

② 前房出血：是手术后最为常见的并发症，常与手术操作误伤了虹膜或术后孩子哭闹、咳嗽、便秘等因素有关。少量的出血很快可以吸收，出血量较多时，前房内充满血液，可给予镇静剂和止血药物口服。如1~2周内出血不能吸收，为避免角膜血染，可考虑行前房穿刺术。

③ 角膜水肿：角膜内皮及基质水肿可发生在术后早期，可由于眼内灌注、炎症等因素引起。一般经处理后就会恢复。少数病例可造成永久性的角膜损伤。

④ 后发障：此并发症发生率高。可因术中晶状体皮质残留及术后晶状体后囊与玻璃体前界的组织增生所致，可造成视觉剥夺性弱视。

⑤ 继发性青光眼：多由于残留的皮质阻碍了房角房水的流出，也可由于前房积血、玻璃体脱出，造成瞳孔阻滞，以及由于虹膜色素脱落、周边房角前粘连所致。

⑥ 视网膜脱离：是最严重的并发症之一。如选用手术方法不当或方法陈旧，在若干年后有许多病人发生视网膜脱离，且先天性白内障视网膜脱离难以手术修复。

⑦ 眼内容炎：为先天性白内障手术最严重的并发症。

根据病原体的致病性，可呈急性或慢性。临床表现为睫状充血、球结膜水肿、前房积脓、视力减退和眼痛。由手术器械消毒不严、术者操作不慎或术后伤口感染等因素所致，常可造成术眼的萎缩、失明。

先天性白内障术后为什么容易发生后囊混浊

眼科医生从长期的临床实践中发现，用针吸法摘除的婴幼儿白内障，最常见的并发症为晶状体后囊混浊，即使术中晶状体的皮质吸得非常干净，术后数月或数年也会发生晶状体后囊混浊，即后发障。后发障发生的主要原因是由于术后残留的晶状体上皮细胞向后囊移行、增殖、分化。儿童的晶状体上皮细胞主要分布在晶状体的前囊膜、赤道部，老年人主要位于晶状体赤道及赤道弓部。如果前囊膜截囊口较大，又植入人工晶状体，当囊口游离缘与人工晶状体视部相贴，可使囊袋保持密封状态，人工晶状体视部与晶状体后囊膜相贴，可防止细胞向后囊中心区域移行和增殖。先天性白内障患儿，大多因年龄太小不宜植入人工晶状体，而且晶状体上皮细胞多，增殖分化能力强，后发障的发生率较成人明显增高。先天性白内障术后容易发生晶状体后囊混浊。

怎样防治先天性白内障术后后囊混浊

先天性白内障术后易发生后囊膜混浊，造成视网膜成像不清，影响术后视力。目前手术方法已有很大的改进，这一并发症的发生已减少。白内障针吸术后，可用 Nd:YAG 激光在晶状体后囊上打一大孔，以后既可植入人工晶状体，又可防止后发障。也有人在手术时，将晶状体后囊做一环形撕开，再植入人工晶状体。但也有医生报道，此种方法易造成后房型人工晶状体脱位。目前，采用晶状体切除加前部玻璃体切除术，可有效地防止后发障的发生。另外，常规的白内障手术后，如发生后发障，可再进行晶状体后囊 Nd:YAG 激光切开术，但需要进行两次麻醉。一般而言，激光术应在人工晶状体植入后 2 周内进行。

先天性白内障手术能植入人工晶状体吗

先天性白内障手术后能否安装人工晶状体，一直存在较大的争论。争论的焦点是多大年龄的患儿施行人工晶状体植入术较为合适。目前，由于显微手术的进步，手术技术的提高及人工晶状体质量的改善，手术的严重并发症已明显减少，从理论和技术上讲，人工晶状体植入术可在任何年龄进行。前房型人工晶状体因并发症较多，目前已很少用。后房型人工晶状体已广泛用于成人及儿童，尤其是单眼的白内障患儿，植入人工晶状体更显其优越性，能防止弱视的产生和发展融合力。但是，人工晶状体毕竟是一个异物，它的历史只有短短的几十年，它的植入会对眼球的发育产生什么样的影响？植入 20 年、50 年后会发生什么样的改变？产生什么样的后果？目前仍不能得知。因此，对儿童白内障术后是否安装人工晶状体应持慎重态度。目前,大多数眼科医生认为,1 岁内不应常规做人工晶状体植入术。一般最早在 2 岁后进行,考虑到儿童在 6 岁以前眼球处于生长发育阶段,也有部分医生认为 6~8 岁儿童做后房型人工晶状体植入术比较合适。对于双眼先天性白内障,大多主张用眼镜矫正而不植入人工晶状体。

怎样预防先天性白内障

虽然有些先天性白内障可以手术治疗,但常因术后视力恢复不佳或伴有其他的眼部和全身的异常,给病人的学习、工作及生活带来一系列的问题。如何预防先天性白内障,提倡优生优育,显得尤为重要。

先天性白内障发病有两大原因:a. 遗传因素,即内源性;b. 外源性因素,即感染、代谢、中毒等。因此,预防先天性白内障的重点在于针对这两个因素。有白内障家族史者要避免近亲结婚,必要时婚前行染色体检查,如有可能,尽量不要生孩子。对无家族史者来说,母亲在怀孕期间,尤其是在妊娠的前 3 个月,要注意身体健康,避免过度劳累,避免患上病毒性疾病,如风疹、感冒等。尽可能少去公共场所,减少患传染病的可能。重视妊娠期间的用药。避免使用孕妇禁用的药物。对孕妇尽量不做盆腔的 X 线检查。对于营养不良、维生素缺乏者,要早期给予治疗,尽量予以纠正,消除任何可能引起早产儿、低体重儿的可能,避免给早产儿吸入高浓度的氧气。总之,在非遗传的白内障中,环境因素是造成白内障的重要原因。强调孕期保健,可减少先天性白内障的发生。只要重视,大多数的先天性白内障是可以预防的。

什么叫外伤性白内障

眼睛受到外伤导致的眼内晶状体挫伤、晶状体裂伤或异物穿入眼内途经晶状体以至于晶状体发生混浊，称为外伤性白内障。化学性伤害、电击伤及辐射伤造成的晶状体混浊统统归类于外伤性白内障。外伤性白内障是眼外伤的主要并发症，占36%~52.9%。在外伤致盲原因中占有很重要的地位。

外伤时损伤晶状体内的重要物质——谷胱甘肽（GSH）合成能力，使主要物质如钾离子、肌酐和氨基酸的丧失。晶状体上皮为了保持正常水平的GSH而增加“泵”的功能，增加辅酶Ⅱ的水平。如此时上皮或纤维结构受损而不能排出钠离子时，钠离子将吸收水分入晶状体内，导致水分聚集，继之蛋白质合成减少，表现为可溶性晶状体蛋白质含量降低，此异常的物理环境常导致钙离子的滞留及混浊的不溶性蛋白增加。由于一系列晶状体的异常代谢导致三磷腺苷（ATP）丧失，最后导致晶状体全部混浊。

眼睛外伤后都会患白内障吗

眼睛外伤后不一定都会得白内障。眼球的前面有眼睑，周围有眼眶组织，这些都是保护眼球的附属器。晶状体前面的角膜及房水，在眼睛受到一定的冲击力或挫伤时也能起到一定的缓冲作用。

如带有尖锐或带刃物体的刺伤或切割伤，如剪刀、刀、针锥的刺伤。近来由于一次性注射器的广泛应用，其针头致伤者有上升趋势，这些伤害可伤及角膜或巩膜，但未伤及晶状体，不会造成晶状体混浊。如在工业生产中快速溅起的金属碎屑、铁片等物质或气枪子弹的误伤等都可以引起角膜、巩膜穿孔，甚至造成眼球贯通伤，如未伤及晶状体或与晶状体擦肩而过，不会造成晶状体混浊。

对于暴力所致的挫伤，如拳头、土块、石块等击伤，其冲击力如被眼睑、眼眶、角膜及房水所缓冲，对晶状体的影响可以有所减轻，也不一定会造成晶状体混浊。但上述的锐器伤、异物伤及挫伤，同时伴有眼内感染、出血，如不积极治疗，因其眼内的化学成分改变，可间接造成晶状体的混浊而产生白内障。

没有伤口的眼外伤是否会发生白内障

有的人认为眼球没有穿孔、没有伤口，晶状体不会发生混浊，也就不会导致白内障。有些外伤，如球击伤、拳击伤、弹簧弹伤、石头或木棍敲伤等。眼球虽然没有伤口，但实际上眼球在受伤的瞬间虽然有眼睑、角膜及房水的缓冲作用，但其强大的冲击力丝毫没有减轻对晶状体的影响。外力通过房水间接地传至晶状体或玻璃体的反作用力致晶状体震荡伤，使晶状体囊膜及上皮细胞代谢紊乱，渗透压增加，纤维之间水分聚集，纤维肿胀甚至断裂致晶状体混浊。所以眼睛受伤后虽然没有伤口也会导致白内障。

有伤口的眼外伤是否一定会发生白内障

眼睛被尖锐工具，如剪刀、针、锋利玩具刺伤眼球，但未刺达晶状体或由于操作不慎使各种金属碎屑或玻璃异物等飞速穿入眼内停留在前房，未触及晶状体或通过眼球壁进入眼内而未伤及晶状体，这些带有伤口的眼外伤不一定会产生晶状体混浊，也就不会发生白内障。但由于眼外伤往往同时伴有细菌感染或眼内出血，虽然眼外伤未伤及晶状体，但感染和出血等因素导致眼内化学成分的改变，内环境的改变而使晶状体上皮和囊膜的代谢紊乱，久而久之也会引起晶状体的改变而发生白内障。

引起外伤性白内障有哪些原因

① 当眼球受到挫伤或严重震荡伤时，如球类、弹簧、弹子、拳头、木棍、石块或爆炸物等击中眼部，眼球没有破裂，但强大的外力冲击通过房水传导至晶状体，使晶状体受到房水和玻璃体的双重冲击发生震荡，晶状体囊膜发生代谢改变，渗透压失调，组织受伤、变性，可致晶状体混浊。

② 眼球被锐器，如尖锐工具、剪刀、针、锋利玩具刺入眼内或严重挫伤，深达晶状体，使晶状体囊膜破裂，房水侵入，晶状体皮质膨胀迅速混浊。

③ 异物穿入眼内，操作不慎使各种金属碎屑或玻璃异物等飞速穿入眼内。最常见于工人用榔头敲击铁器，脱落

的铁屑借强力穿入眼内，可穿入晶状体或穿过晶状体停留在球壁上形成不同程度的晶状体混浊，直至晶状体完全混浊。

④ 雷击或触电后导致晶状体混浊。

⑤ 辐射照射造成晶状体混浊，如电离辐射（X线、γ线、中子及β线）、红外线、紫外线、电磁辐射及微波辐射均可引起白内障。

外伤性白内障是怎样形成的

外伤性白内障可分为穿孔性白内障、挫伤性白内障、电击性白内障、辐射性白内障、化学性白内障。

① 穿孔性白内障：眼球遭到锐器刺伤，伤及晶状体时，如穿孔仅为针尖样，其晶状体上皮及囊膜修复较晶状体纤维快。局限性的损伤导致局限性水分聚集，蛋白质合成减少，表现为可溶性蛋白质的含量降低，这种异常的物理化学环境常常导致钙离子的滞留、混浊的不溶性蛋白的增加，形成局限性混浊。多数情况下晶状体囊膜破损，房水的侵入，晶状体皮质大量溶解、膨胀，晶状体皮质逐渐分解，以致晶状体由膨胀－混浊－分解－吸收。在这过程中破碎的晶状体皮质脱入前房，影响角膜内皮代谢，造成角膜水肿。如阻塞房水流出通道引起眼内压增高，形成继发性青光眼，再则可刺激葡萄膜组织，引起晶状体源性葡萄膜炎。

如外伤有异物进入晶状体，它除了有一般性外伤性白内障的特点外，还与异物特定的物理、化学性质有关，具有特征性的晶状体混浊。

② 挫伤性白内障：某些外力如球类、弹簧、拳头、木棍、

石块或爆竹等击中眼部，眼球虽然没有破裂，但强大的外力借房水传导作用至晶状体，晶状体囊膜未破，但由于玻璃体反作用力致晶状体震荡伤，晶状体囊膜及上皮细胞代谢紊乱，渗透压增加，纤维肿胀甚至断裂，导致晶状体混浊。

③ 电击性白内障：由于雷击或触电，电压在500～3 000伏均可导致白内障。主要是由于电流通过人体或头部产生电解及电热作用。雷击引起的白内障多为双侧性，触电引起的白内障多为单侧性的。雷击后病变部位在晶状体前后囊及其下的皮质。触电者多位于前囊及其下皮质，逐渐发展至全晶状体混浊。

④ 辐射性白内障：在防护措施不全、某些意外或特发事件中，可由于长期或一次性过量的辐射线照射到眼部（如红外线、紫外线、X 线、γ 线、β 线、快中子、微波、激光等）。电离辐射（快中子、X 线、γ 线）对晶状体膜上皮敏感，受损后不能发育成正常的晶状体纤维，未发育的晶状体纤维向后发展成晶状体混浊。红外线对晶状体造成影响的是红外线短波，其波长在1 100～1 350 纳米。吹玻璃工人容易发生红外线性白内障。近年来家庭用红外线取暖炉，也应避免红外线直接照射眼部以防止红外线性白内障的发生。紫外线是人们经常接触到的光线。太阳光谱中25％是短波紫外线，其波长为300～400 纳米。当大气层受到污染，臭氧层变薄，短波紫外线光谱照射到地面，晶状体直接受到损害。长期受到紫外线照射，紫外线进入晶状体后被晶状体蛋白的基因吸收，从而使晶状体变黄、混浊。在我国高原地区如西藏白内障的发病率明显增多。这是受到阳光辐射较多造成的结果。紫外线除了直接照射外，要重视它的间接反射。特别是从金属、沙滩、积雪、水表面的反射相当强，人

们享受阳光和大自然时，不要忘记做好防护措施，以防白内障的发生。

• 微波的波长从 1 毫米至 100 厘米，是无线电波的超高波段，属于电磁辐射，能量来源于雷达、电凝机器以及不合格的微波炉。对眼的损伤与频率、功率有关。频率低的微波穿透力较强，对晶状体和其他组织的热反应严重，可导致白内障的发生。

⑤ 化学性损伤：眼表面的碱性损伤，除了损伤角膜、结膜和虹膜，常引起白内障。碱性物质很容易渗入眼内引起房水 pH 值升高，葡萄糖和抗坏血酸含量降低。化学性损伤可急性发生或延期发生皮质性白内障。酸性物质对眼组织的渗透作用较弱，发生白内障的机会较少。

患了外伤性白内障应该做哪些检查

首先需了解受伤情况，检查并详细记录损伤物的性质、大小、受伤时间及地点。记录首次就诊的远视力、近视力及矫正视力，并用裂隙灯仔细检查角膜、结膜及巩膜是否有伤口。特别是在结膜下有出血的眼睛，极易掩盖巩膜伤口，造成漏诊。观察前房是否有异物、是否有炎症细胞、出血、晶状体囊膜是否完整。必要时扩大瞳孔做进一步的检查。如囊膜只是针尖样的破损在很快愈合的情况下，可看到相应部位的晶状体有局限性混浊。如破口较大，可见膨胀的晶状体及散落在前房的皮质。如果是钝挫伤，受伤近期的晶状体可能没有明显改变，但随着时间的推移，患眼视力逐渐下降，无法矫正，检查晶状体可以看到有混浊表现。如怀疑有异物者，应做眼眶X线摄片、无骨摄片或CT检查，以了解异物与晶状体的关系。眼部的B超检查可以了解由于外伤导致晶状体后囊破裂，晶状体皮质碎片脱向玻璃体腔，以及磁性异物及非磁性异物与晶状体的关系。眼压检查是必要的。如晶状体囊膜破裂，晶状体皮质落入前房阻塞房角，使之房水引流发生障碍，导致眼压增高。如挫伤眼内睫状体，房角受损也会使眼压发生变化，从而发生继发性青光眼。

患了外伤性白内障有哪些形态特征

眼睛受到外力作用可造成眼部的挫伤、穿孔伤、贯穿伤、辐射性伤害、化学性伤害。这些伤害都可以造成晶状体混浊而产生白内障。受伤的因素不同、受伤的部位及深浅不同，在临床上可以产生形态不同的晶状体混浊。

① 挫伤性白内障晶状体混浊：多发生在伤后2天或2周。轻者中轴前囊下散在点状或累及后囊膜的星状或玫瑰花瓣状混浊。最常见为晶状体皮质羽毛状混浊。挫伤严重者，混浊可迅速发展至晶状体全混。儿童眼部受挫伤后可见到晶状体呈板层混浊，主要是因晶状体囊膜渗透性改变，造成浅层晶状体皮质混浊。

② 穿孔伤外伤：若晶状体囊膜破口细小，晶状体呈局限性混浊；若虹膜遮盖伤口使之愈合，混浊会停止发展。但是多数囊膜破裂后房水进入晶状体内使皮质膨胀变混，并迅速扩展至全混。皮质逐渐分解而被吸收，遗留的晶状体囊与渗出机化物形成不透明的膜状物，或晶状体皮质吸收

不完全，残留于囊内，形成膜状白内障；或由于晶状体囊下上皮细胞增生，形成后发性白内障。

③ 离子辐射性白内障（X 线、γ 线）：其早期临床表现为后囊下点状混浊，后皮质有空泡，前后双层混浊在边缘融合成环形，前囊下也有点状、线状混浊及空泡，向赤道部放射状排列的羽毛状混浊。这些混浊都可发展成全白内障。中子对晶状体损害较 X 线、γ 线强，白内障形态相同。

④ 红外线辐射（吹玻璃工人白内障）：眼睛长时间暴露于红外线和高温会引起前囊外层的全层剥脱；或后极部皮质外层金黄色结晶样光泽，有不规则网状渐渐形成盘状混浊，逐渐向皮质伸展或发展为板层混浊，最后形成完全性白内障。

紫外线辐射，常发生在晶状体皮质及后囊下混浊。

⑤ 电击性白内障：雷击引起的白内障多为双侧性，而触电引起的白内障多为单侧性，雷击伤者病变部位在晶状体前后囊出现空泡及其下的皮质出现线状混浊。触电者多累及前囊及其下的皮质，形态相同。晶状体混浊可为静止性的，也有的持续发展，以至严重影响视力而需要手术摘除。

⑥ 眼球铁沉着症：眼内铁质异物可引起眼球铁沉着症，铁分子沉积于晶状体上皮，使受累晶状体和皮质纤维黄染，进而呈锈棕色。存留的异物越靠近晶状体，病变出现越早。晚期表现为皮质性全白内障。

⑦ 铜质沉着症：眼内含铜的异物使晶状体前囊铜质沉着。向日葵状的白内障就是晶状体前膜上棕黄色素呈花瓣样沉着所致。从晶状体前极向赤道部放射排列。一般无明显视力障碍。

⑧ 化学性损害：可急性发生或延期发生皮质性白内障。

患了外伤性白内障会产生哪些后果

非穿孔性白内障，受力作用轻，在晶状体表面仅留下虹膜色素沉着，称为 Vossius 环。一般对视力影响不大。如外力作用致晶状体震荡，使其晶状体囊及上皮细胞代谢紊乱，渗透压增加，纤维之间水分聚集，纤维肿胀，甚至断裂致晶状体混浊。轻的可在数周内吸收而消失。有的成为永久性混浊。根据混浊部位、范围及程度，可以造成不同的视力改变。如混浊在视轴中，可导致早期的、明显的视力下降。如混浊继续加重，可发展成全白内障，严重影响视力，需手术治疗。

对于穿孔性外伤或穿孔造成晶状体囊膜破裂，破口小、虹膜与之粘连，可使伤口愈合，混浊停止。根据混浊范围及部位不同可引起不同的视力障碍。如晶状体前膜破口大、累及后囊膜，溶解、膨胀之晶状体皮质呈絮状涌入前房和玻璃体，甚至从角膜伤口脱出。因晶状体皮质在前房内直接接触角膜内皮，造成角膜内皮代谢紊乱，使角膜水肿、混浊。位于前房内晶状体皮质阻塞房角，造成房水外流受阻，眼内压升高，形成继发性青光眼。脱出的晶状体皮质刺激葡萄膜，引起虹膜炎。作为晶状体蛋白质可造成晶状体过敏性葡萄膜炎。残留于玻璃体内的晶状体皮质，逐渐分解而被吸收，在吸收过程中与眼内的炎症反应刺激生成的眼内细胞一起形成机化纤维条索。如果与视网膜粘连，其收缩可以导致牵引性视网膜脱离。

眼部受到穿孔性外伤，在晶状体受到损伤的同时，可能同时携带细菌进入眼内。在白内障发生的同时，眼内炎症一并存在。如细菌毒力较弱，经过积极的治疗可控制炎症。如细菌毒力较强或未经积极的抗炎治疗，眼内容炎的发生不可遏制，最终导致眼球萎缩。如眼内异物含铜量超过90%的纯铜，会引起严重的眼部炎症反应和眼内坏死。

经常接触X线会发生白内障吗

X线应用广泛，牵涉到多个领域、多个行业。尤其在医学领域使人们有机会接触到X线，例如胸部拍片、心脑血管造影、胃肠钡剂X线透视，肾脏、输尿管造影，人们最熟悉的骨折就需要做X线检查。其他还包括头颅骨、眼眶、耳鼻咽喉、口腔等。总之，在医学领域几乎各个临床系统都离不开X线。然而，在接受这些检查、治疗时，一定要注意眼部的保护。长期或一次性过量的辐射线照射到眼部，X线对晶状体膜上皮敏感，受损后不能发育成正常的晶状体纤维。未发育的晶状体纤维发展成晶状体混浊、潜伏期可长达20年。发病与照射剂量及病人年龄有关。年轻人晶状体细胞生长较活跃，因而更为易感。对某些人来说，仅200拉德的一次性X线照射（波长0.001~10纳米），就能引起白内障（一次常规胸透的照射剂量为0.1拉德）。对于长期从事与放射有关的工作，或经常、频繁地接触X线，不注意防护，射线剂量积累会使晶状体发生混浊。特别要提醒孕妇，在妊娠起始3个月内受到过量的X线照射，极易引起胎儿发生先天性白内障。

遭电击后为什么易患白内障

人体遭受雷击或触电后，易导致白内障。引起白内障的电压范围为500~3 000伏特，个别病例220伏电压也可引起。电流通过人体或头部，产生电解及电热作用，引起晶状体蛋白质凝固，导致白内障形成。潜伏期为数日至数月，有的可长达数年，晶状体混浊的程度与电流强度、电流作用时间、接触处与眼的距离、接触面积、电流方向及皮肤的干燥程度有关。早期在晶状体前、后囊下出现空泡，继而前囊下皮质出现线状混浊。晶状体混浊可为静止或在数日或数年内发展为全部混浊，以至严重影响视力，需要手术摘除。如处于静止状态，需观察随访。

患了外伤性白内障能用药物治疗吗

临床上白内障的药物治疗主要有促进晶状体的吸收、促进晶状体的生化代谢药物及中药制剂。药物有谷胱甘肽、卡他林、卡林-U、白内停、障翳散、麝珠明目液等。对于钝挫伤造成的晶状体混浊，无囊膜破裂，仅有局限性混浊，对视力影响不大者可以观察，同时借助眼药水。要在短期内起到阻止白内障的发展也许疗效并不明显。目前临床上还没有能在短期内控制白内障发展的有效药物。

对于穿孔性白内障，在急性阶段需用药物控制炎症与反应，必要时需要手术治疗。直接消除白内障或阻止白内障的发展,目前还没有特效药。

外伤性白内障在治疗上应注意什么

外伤性白内障在治疗前,必须详细了解受伤时的情况如损伤物的性质、大小、受伤时间及地点、环境。特别要仔细检查受伤眼是否有穿孔性伤口,有些微小的伤口容易被人们遗漏,错过了最佳的治疗时机,造成严重的并发症、后遗症。在治疗上应根据晶状体的具体情况,采取不同的措施。

① 钝挫性白内障:因眼球没有伤口,不会发生细菌直接导致的眼内感染,但需密切关注晶状体的变化。有些晶状体受损较轻,呈静止状态、局限性混浊,不严重影响视力,可不必急于手术,给予观察。如晶状体受损严重,明显混浊、膨胀,视力明显下降,并有继发性青光眼、葡萄膜炎的发生,特别是年龄大于25岁,晶状体核已经逐渐形成,自然吸收的可能性极小,需手术摘除白内障。如眼内结构条件允许,可同时植入人工晶状体,以达到最佳的视力效果。

② 穿孔性外伤所至的白内障:首先了解穿孔伤口的大小、部位,有否异物或眼内组织嵌顿。如伤口较大,并有物体嵌顿,应先行手术,将嵌顿的物体去除,缝合伤口。然后进一步通过X线、B超等检查了解眼内及晶状体内是否有异物,如晶状体内有异物,选择白内障手术的常规路径,做白内障摘除的同时将异物取出。特别是铜质、铁质或木质异物,它们不仅会加速晶状体的全部混浊,而且会导致严重的眼内炎症反应。如果晶状体内没有异物,仅仅是外伤导

致晶状体前囊膜破裂，大量的晶状体皮质涌入前房，造成角膜内皮的损伤、阻塞房角引起继发性青光眼、葡萄膜炎，应做白内障摘除手术。是否同时植入人工晶状体，视晶状体后囊、悬韧带是否完整而定。条件不允许，不必勉强，急性期过了再考虑做二期人工晶状体植入，也许术后效果会更好。

对于晶状体前后囊膜均破裂，大量的晶状体皮质进入玻璃体，在做白内障摘除的同时需做玻璃体切割手术。以防晶状体皮质在吸收过程中，其刺激产生的眼内细胞形成机化条索与网膜粘连收缩而造成视网膜脱离。

对于穿孔伤口非常细小、眼内没有异物、晶状体囊膜已经闭合（与虹膜粘连），经消炎、抗反应等治疗后，晶状体混浊呈静止状态，视力影响不大，可观察随访，不必急于手术。

对于幼儿或儿童外伤性白内障，如没有眼内感染、没有异物、没有高眼压等情况，让其自行吸收，不急于手术。

外伤性白内障急症处理的原则是什么

外伤性白内障急症处理是否妥当直接关系到患眼的预后。首先要探查清楚外伤的程度、范围，以确定处理的方式及方法，以减少并发症的发生和发展，以能取得最佳的治疗效果，减少丧失视功能的可能。

① 缝合伤口：角膜或眼球壁的伤口，应立刻做手术缝合，以防止眼内容物进一步脱出。在缝合前先用 0.25% 庆大霉素作结膜囊冲洗，已脱出眼外的眼内容物一般不作回纳，将伤口内的皮质清除干净，伤口对合缝合。如需做晶

状体或玻璃体切割手术，另做切口，这样原伤口封闭得较好。

② 瞳孔缩放剂的应用：对于晶状体囊膜破口大，晶状体皮质涌入前房，为了减少晶状体蛋白对葡萄膜的刺激，或虹膜反应性粘连，可应用扩大瞳孔剂。如晶状体前囊针尖样小孔、晶状体混浊呈局限性混浊、虹膜于晶状体粘连，且没有前房反应，可不缩瞳，也不扩瞳。如将瞳孔扩大，可由于扩大的虹膜向外侧牵拉而使晶状体前囊小孔扩大，水分进入增加而加速晶状体混浊。如果晶状体皮质脱入前房，阻塞房角，眼压有升高的趋势，瞳孔区无阻塞，无眼内炎症者，可滴缩瞳剂。

③ 抗炎治疗：穿孔伤导致外伤性白内障往往合并两种感染：一是在穿孔伤同时带入细菌进入眼内而感染；二是晶状体破裂引起晶状体蛋白，可以引起眼内的反应性炎症。对此类创伤，不论有否感染都必须加强预防，及时应用广谱抗生素及皮质类固醇药物控制炎症。

④ 并发症的处理：出现有虹睫炎、继发性青光眼及葡萄膜炎者，均应按照具体病情给予适当处理。

外伤性白内障是否都需要进行手术治疗

外伤性白内障包括挫伤、穿孔伤、眼内异物、放射伤、电击伤等，这些外伤使晶状体的囊膜和皮质遭受破坏，透明度降低或变得完全混浊，形成不同程度的白内障，称为外伤性白内障。受外伤力的不同、外伤的物体不同，晶状体致伤的程度及范围也不同。如锐器、剪刀、针等物体直接刺破晶状体，房水侵入晶状体内，晶状体局限性混浊。此时如囊膜与虹膜粘连囊膜封闭，使房水不再侵入晶状体，晶状体混浊处于静止状态，晶状体混浊不影响视力，可以暂时不考虑手术。如角膜、巩膜穿孔伤伤口较大，晶状体破口较大，有皮质涌入前房，在这种状态下，应即刻做手术。将角膜、巩膜伤口内的皮质清除，伤口对合，再做白内障摘除手术。如穿孔导致晶状体破裂，同时伴有晶状体内异物，需手术，将异物及混浊的晶状体取出。对于钝挫伤，角膜未破，但强大的外力借房水传导至晶状体囊，虽然看不出破口，也可形成囊膜下的皮质缓慢混浊。早期混浊范围不大，不影响视力可暂缓手术；后期晶状体混浊明显，视力受到障碍时，可考虑做白内障摘除手术。如外伤性白内障同时伴有眼内感染者，可先控制炎症，再考虑手术。

对幼儿或儿童外伤性白内障，如晶状体囊膜破口大，大量皮质进入前房，但未引起眼压升高时，可待其自行吸收，不必急于施行手术。如晶状体皮质吸收后残留机化膜，遮挡瞳孔区影响视力，需进行白内障截囊吸出术或用 Nd：YAG 激光治疗。

总之，无论属于何种类型的外伤性白内障（机械伤、钝伤、放射线伤、电击伤），只要晶状体已完全混浊，光感、光定位准确，红、绿色觉正常，均可进行白内障摘除术。

外伤性白内障什么时候手术最好

通常说，晶状体受到外伤后，损伤不严重，囊膜未破，混浊呈局限性，不影响视力或囊膜破裂较小，有少量晶状体皮质落入前房，观察数日后，前房晶状体皮质有吸收的趋势，并未造成继发性青光眼或葡萄膜炎，视力能保持在一定水平，这种状态下不必急于手术。但当眼球穿孔伤口较大，需作急症处理，进行眼球伤口清创缝和受损的晶状体摘除，以免引起继发性青光眼及葡萄膜炎。如晶状体囊膜破口较小，但晶状体吸收大量水分时晶状体过度膨胀，将虹膜组织推向前，使房角狭窄关闭，造成眼压升高，也需及早进行手术。如果皮质落入前房，产生过敏性虹膜炎，经保守治疗无效时，也应及时做白内障摘除手术。

外伤性白内障手术时应采取何种麻醉方法

白内障手术成功与否与麻醉有直接的关联。对一般的白内障手术如此，对于穿孔性白内障更要考虑到其复杂的伤情和可能发生的并发症，需要做好充分估计。麻醉的方法有局部麻醉和全身麻醉。

局部麻醉常用球后麻醉和面神经麻醉。

① 球后麻醉：是将局麻药物注入眼外肌肌锥内，阻滞睫状神经节及睫状神经。不仅能麻醉虹膜、睫状体、脉络膜、巩膜、角膜，使整个眼球麻醉，而且可麻醉眼外肌，从而降低眼压和减少眼球运动。可应用于眼外伤，尤其是对全身麻醉有禁忌证的病人。如怀疑有眼球破裂伤，最好不用球后麻醉。球后麻醉可引起或加重眼球破裂伤病人的眼内容脱出。但目前大多数医院仍然常规应用球后麻醉。

② 面神经麻醉：通过阻断支配眼轮匝肌的面神经分支或其主干，使眼轮匝肌麻痹，眼睑不能闭合，便于眼科检查，

减少眼睑对眼球的压迫。

③ 全身麻醉适应证:眼球破裂伤,不明原因的眼球伤需探查者,复合伤及其他不配合局麻手术的病人。

眼外伤病人全麻适用于眼球穿孔伤,包括眼内异物、角膜或巩膜裂伤、外伤性白内障、因穿孔伤眼内容脱出。麻醉医生的主要目标是防止增加眼压,如果眼压高可进一步引起眼内容脱出和丢失。咳嗽、恶心呕吐、紧闭眼睑、哭闹及揉眼,均可产生不良后果。

综上所述,眼受到外伤后,如眼球没有破裂,手术摘除白内障时可采用常用的麻醉方法、球后麻醉加眼轮匝肌麻醉。当前,超声乳化白内障摘除术,角膜切口可用角膜表面麻醉完成手术。如有角膜穿孔伤,没有眼内容脱出、嵌顿,可结膜下麻醉后将角膜缝合后再考虑常规白内障手术的麻醉方法。如角膜、巩膜穿孔伤、眼内容及晶状体皮质脱出后嵌顿伤口,不可做结膜下注射麻醉,以防药物进入眼内而致毒性作用。小剂量的球后麻醉以不增加眼内压及眼内容进一步脱出为限。必要时做全身麻醉,将伤口修补后再考虑做白内障摘除术。

白内障超声乳化手术是否适宜外伤性白内障

超声乳化摘除白内障手术近年来已广泛推广使用。其优点在于切口小,并在原切口植入人工晶状体,术毕不缝合。术后第一天能获得满意的视力,也不必住院,受到广大病人的欢迎。但还有局限性,尤其是在超声乳化吸出过程中增加了热损伤及超声损伤。做这种手术,要求病人角膜的透明性好，内皮功能好。不论是否穿孔，只要不伴有晶状体脱位、半脱位、后囊破裂、玻璃体大量积血、未影响视网膜、视神经功能的，都可以做超声乳化白内障摘除术。下列情况不适合做超声乳化摘除白内障手术。

① 角膜穿孔损伤严重，丧失透明性，影响手术中观察白内障。

② 外伤所致前房变浅而非膨胀期的白内障。

③ 超声乳化手术切口不易选择的白内障。

④ 虹膜粘连，瞳孔不能扩大者。

⑤ 局麻不能配合，而又属于全麻禁忌者的白内障。

⑥ 伴有晶状体脱位或半脱位或后囊不完整的白内障。

外伤性白内障需做玻璃体切割术吗

外伤造成晶状体混浊并殃及玻璃体而造成玻璃体内出血、感染、混浊，经治疗后不愈者，必须做玻璃体切割手术。如眼球穿孔伤、戳伤或异物伤而造成晶状体前后囊膜破裂，晶状体皮质散入玻璃体内与玻璃体内液交织在一起，此时在做白内障摘除的同时必须做玻璃体切割术。否则散落的晶状体蛋白可引起蛋白源性葡萄膜炎，更有甚者可造成牵引性视网膜脱离。如同时带入细菌造成眼内膜炎，及时进行玻璃体切割手术时进行液-液交换及玻璃体腔内注入抗生素，能及时挽救眼球。

眼球没有穿孔，但受严重挫伤，强大的外力造成晶状体混浊的同时造成视网膜血管破裂，大量血液涌入玻璃体而造成玻璃体积血。在积极治疗后 1 个月大量未被吸收的积血可在玻璃体切割手术中加以清除，在手术中同时剪除与视网膜粘连的条索，能尽快恢复视力，减少并发症的发生。

外伤性白内障手术难度大吗

白内障手术因触及到眼内其他组织，本身手术要求高，由外伤造成的白内障手术，难度更大。因其在受损的同时造成晶状体周围或眼内结构的损伤、破坏，手术不能完全按照常规操作。如有开放性伤口，必须尽可能避免眼内组织进一步脱出。选择好最佳麻醉方法，白内障的摘除需在完全封闭伤口后再择手术。进入眼内做白内障摘除前要考虑到晶状体韧带是否断裂、晶状体有否脱位、晶状体前囊膜有否破裂、裂口是否撕裂折向后囊、后囊是否完整。如有上述情况，手术时首先要及时将晶状体核娩出，不能安全娩出用圈套器将其套出，以免落入玻璃体内造成更严重的并发症。总之，外伤性白内障手术的难度较其他白内障的难度要大，会出现许多意料之外的问题，需认真、细致。

外伤性白内障术中应注意哪些问题

外伤性白内障的手术与其他白内障手术一样，术中除了需要病人配合和医生熟练的手术技巧以外，还需要对复杂的伤情作出特殊的处理。应注意以下几个问题：

① 麻醉：无论采用哪种手术方法，麻醉必须充分，局部必须做眼轮匝肌麻醉，以免眼睑对眼球产生压力而影响手术进行。对12周岁以下的儿童应采取全身麻醉。

② 术中抗生素应用:应先用抗生素彻底冲洗结膜囊,尽量减少器械进入前房的次数。操作要轻柔,避免损伤虹膜及角膜内皮,手术结束时一定要结膜下注射庆大霉素和地塞米松。

③ 白内障手术切口不要选择在原外伤伤口处:对角膜有伤口的眼外伤,应先缝合角膜伤口,彻底清除伤口内嵌顿的眼内组织。若需同时摘除白内障,应另做角膜缘切口。

④ 术时要充分散瞳,尽可能做环形撕囊,彻底吸尽透明皮质,以免皮质残留形成后发障。尽量保存完好的后囊膜,为二期人工晶状体植入作准备。

晶状体内有异物的外伤性白内障应怎样处理

晶状体内有异物的外伤性白内障,最可怕的是异物将细菌带入眼内,从而发生眼内感染。故对新鲜穿孔性白内障,应特别注意有无感染发生。如早期出现感染迹象,应首先考虑有眼内异物的存在,必须在积极控制感染的同时尽早取出异物,以除去感染源。异物位置较深者,可先用抗生素控制感染,2~3 天后再手术。新鲜异物即使伴有眼内感染,一般缝合伤口的同时即行手术,术后用抗生素积极治疗。

晶状体内的微小铁异物,可在眼内停留较长时间而不引起晶状体混浊,但最终会出现铁质沉着现象,晶状体混浊也会产生,此时应将晶状体与异物一起摘除。

如晶状体已完全浑浊,可在摘除白内障的同时取出异物。如晶状体混浊呈局限性,视力尚好,晶状体内异物应早日取出，有可能使局限性混浊不再发展，从而使较好的视功能得以长期保存。

怎样安全度过术后危险期

术后一周是易感染期，应合理、有效地应用抗生素、皮质类固醇，静脉或局部给药。必要时结膜下注射，以减少、缓解术后的眼内反应。

术后术眼疼痛，适当给予镇静剂。24小时后持续性剧烈疼痛，应做眼部详细检查，是否有眼内感染的发生或发展。

术后当日卧床休息，勿大声说话，避免咳嗽、打喷嚏，以防伤口裂开，眼内出血。术后最初几天应轻轻擦脸，禁止低头、摇头。保持大便通畅，避免用力排便而导致伤口裂开和前房积血，影响伤口愈合。

术后病人要与铜绿假单胞菌等特殊感染者隔离，以防交叉感染。医务人员必须注意医疗器械不受污染，以防发生医源性感染。

外伤性白内障术后会发生哪些并发症

晶状体受到外伤时往往伴有眼内其他组织的损伤，这给白内障手术增加了难度，且易发生术后并发症。正确处理好这些并发症对外伤性白内障的术后视力恢复有着重要的意义。

① 感染：因手术眼带菌、手术时间过长、病人抵抗力

低、手术器械污染等所致。多发生在术后第2~3天，术眼突然疼痛、结膜水肿、创口色变灰黄、角膜光泽降低、房水混浊、前房积脓，严重者玻璃体混浊、积脓，及时给予大剂量抗生素、肾上腺皮质激素。通过静脉、结膜下注射及眼局部给药，控制炎症。必要时做玻璃体切割及玻璃体腔内注射抗生素。

② 角膜混浊水肿：由术中器械直接损伤角膜内皮或未用平衡液、过多冲洗前房造成。随着时间的推移，角膜混浊水肿逐渐好转。如角膜内皮损伤严重，经积极治疗未见好转，日后可做角膜移植。

③ 前房出血：多数来自创口；咳嗽、不恰当地碰伤眼球、揉眼；少量的数天后可自行吸收；量多时采取半卧位，给予止血剂，降眼压药物。必要时做前房穿刺放血。

④ 伤口裂开，虹膜脱出：由挤碰眼球、剧烈喷嚏、角膜伤口缝线松脱所致。及时手术，虹膜没有受污染可回纳，伤口修补。

⑤ 前房形成延迟：术中或术后1~2天前房即应恢复。长期前房消失，可致周边虹膜前粘连和继发性青光眼。术后前房形成又突然消失多因创口渗漏、脉络膜脱离、瞳孔阻滞等原因造成。患眼充分扩瞳，创口渗漏者给予加压包扎，促进伤口愈合。经保守治疗无效，前房内注射消毒空气或透明质酸钠，以助前房形成。

⑥ 虹膜或玻璃体与角膜粘连：外伤致虹膜及玻璃体损伤，术中未完全处理好，可导致陈旧的粘连未解除又产生新的粘连。如虹膜与角膜的粘连造成视觉障碍，将粘连松解有助恢复视觉。玻璃体与角膜的粘连，如角膜不发生变性可观察随访。

⑦ 葡萄膜炎：术后轻微的葡萄膜炎属一般手术反应。如术中残留较多皮质或部分皮质落入玻璃体而未作处理，可产生较严重的葡萄膜炎。患眼充分扩瞳，局部应用肾上腺皮质激素、结膜下注射或静脉滴注，以促进皮质吸收，减轻葡萄膜炎。

⑧ 继发性青光眼：因术后房角粘连、瞳孔阻滞、皮质残留过多、上皮植入性囊肿与虹膜囊肿所造成。经药物治疗无效，考虑做眼外引流手术。

⑨ 上皮植入性囊肿与虹膜囊肿：受伤处结膜、角膜上皮长入前房。大多因伤口内有虹膜或玻璃体嵌顿，使伤口愈合不好。部分会自行消失。部分需手术修补伤口，摘除囊肿，也可激光治疗。

⑩ 继发性视网膜脱离：外伤后造成大量玻璃体外溢，与伤口粘连或球内异物造成牵引性视网膜脱离。需做球内异物取出，玻璃体切割视网膜复位手术。

⑪ 后发性白内障形成：晶状体残留皮质后发性膜形成而遮挡瞳孔区。激光治疗在后发性白内障中央形成一个透亮区。

⑫ 黄斑水肿：由术后玻璃体牵引、长期低眼压及色素膜炎引起。必要时做玻璃体切割手术，改善低眼压，积极治疗色素膜炎，以达到消除黄斑水肿。

外伤性白内障术后能否植入人工晶状体

外伤性白内障手术后可通过配戴眼镜矫正视力，但因成像有放大作用，大脑不能融合，多不能戴用。角膜接触镜可初步解决这个问题，但配戴麻烦，可能出现并发症。随着现代医学的发展，科学家们又发明了人工晶状体，比角膜镜又进了一步，其体积小，装在眼内，符合解剖生理位置。人工晶状体的植入可使成像接近于正常，实现双眼单视，是目前无晶状体眼，特别是单眼无晶状体眼提高视力的最佳选择。

人工晶状体的应用也有一定限制，并不是所有白内障术后都能植入，对外伤性白内障尤其如此。如果外伤造成眼内组织严重损伤、结构紊乱，或外伤后继发青光眼、严重的虹膜睫状体炎等，不适宜做人工晶状体眼内植入术，因为此种病例如果强行植入人工晶状体术，会出现严重的并发症，影响手术效果。能否植入人工晶状体，是以术后能否获得理想视力为前提。

外伤性白内障植入人工晶状体有哪些原则

人工晶状体植入是以术后能达到最佳视力为目的。因此，外伤性白内障术后植入人工晶状体应遵循以下原则：

① 外伤性白内障在摘除白内障后，后囊膜完整，可一期植入人工晶状体。

② 急性外伤引起白内障伴眼内组织损伤，应在清创缝合术后，待局部情况完全稳定、眼球可承受再次手术创伤时，再考虑人工晶状体二期植入。

③ 外伤性白内障术后，后囊膜破裂不完整，虹膜缺损或眼前节结构紊乱，但视功能尚好者，可选用前房型或悬吊型人工晶状体植入。

④ 对于儿童外伤性白内障手术后人工晶状体植入应

该谨慎选择。对年龄大、局部条件好的可试行人工晶状体植入术。

⑤ 外伤性白内障同时合并有角膜中央白斑、虹膜广泛粘连或缺损、房角粘连玻璃体高度混浊、眼底损伤等严重影响视功能力者，不宜进行人工晶状体植入术。

外伤性白内障人工晶状体植入后视力能提高吗

现代白内障显微手术技术的不断进步、人工晶状体质量的提高，使绝大多数接受人工晶状体植入术的病人重见了光明。据临床观察表明，术后矫正视力在 0.5 以上者可达 90%，在 1.0 以上者可达 60%。当然，人工晶状体植入术毕竟是一项还在发展中的新技术，术后视力的提高又受多种因素影响，尤其外伤性白内障较一般白内障病情复杂，多有组织结构的紊乱或视功能的损害，有些还不能按常规植入，需要进行人工晶状体缝合悬吊术，这些因素都会对视力的提高有所影响。因此，在前面强调了外伤性白内障植入人工晶状体的原则。只要按照原则掌握适应证，选择适当的手术方式，尽量避免因晶状体屈光度、手术切口缝线等造成的影响视力因素，术后合理用激光治疗后发障等，外伤性白内障植入人工晶状体后，均可获得满意视力。

小儿外伤性白内障在治疗上有哪些特殊性

小儿眼睛处于生长发育阶段，一旦发生外伤性白内障，除了按一般原则处理外，还应根据小儿的特点进行正确的治疗。

① 晶状体若未完全混浊，尚有有用视力的小儿，可先给予药物治疗，暂时不手术。有些外伤性白内障可不再发展，保留小儿晶状体可维持有用视力及融合功能的进一步发育。有少量晶状体皮质突入前房的，可先手术修复角膜伤口而不摘除晶状体，因小儿晶状体无核，皮质有可能自行完全吸收。

② 晶状体若进行性混浊，或有较多皮质突入前房，应尽早行白内障摘除术，以防止剥夺性弱视的发生或继发青光眼。手术多采用针吸术，此术式简单、切口小、不用缝线。

③ 外伤性白内障是人工晶状体植入术的适应证，但因小儿植入人工晶状体后炎症反应及术后并发症较成人为重，且后发障的发生率极高，故对人工晶状体的植入应慎重。尤其是复杂的外伤性白内障，一般不主张一期植入人工晶状体。

④ 手术应在全麻下进行：术前，对于检查不配合的小儿，应给镇静剂后再查，以免由于哭闹或检查挤压而加重伤情。术后应加强护理，防止并发症。对于不能植入人工晶状体的小儿，应根据情况及早配戴角膜接触镜，防止弱视的发生。

为什么外伤性白内障术后视力会再次下降

有些病人在做了白内障手术后，视力达到1.0以上，但随着时间的推移，视力又逐渐减退，甚至再度失去光明。这多半是发生了后发性白内障。当晶状体外伤或白内障手术后，出现的瞳孔区残留皮质及囊膜混浊现象，称为后发性白内障，临床上又叫膜性白内障。

得了后发性白内障不必担心，可以采用瞳孔区截囊或刺囊术等手术方法治疗。对较厚的增殖膜，可在瞳孔区剪除露出约4毫米直径的透明区，以保证光线经视轴区到达视网膜上。对较薄的增殖膜，医生可采用Nd：YAG激光在混浊的后囊中央视轴区打出一个3毫米左右的透亮区，病人视力即可恢复。该激光操作简便，能量容易控制，病人无痛苦，如同在做裂隙灯显微镜检查，术后反应及并发症少，是治疗膜性白内障的好方法。

经医生诊断治疗后
病人应
怎样进行康复

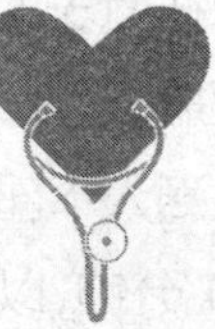

姓名 Name ______ 性别 Sex ______ 年龄 Age ______

住址 Address ______

电话 Tel ______

住院号 Hospitalization Number ______

X 线号 X-ray Number ______

CT 或 MRI 号 CT or MRI Number ______

药物过敏史 History of Drug Allergy ______

白内障病人点眼药水应注意些什么

白内障病人年龄偏高，视力较差，动作不灵活，点眼药时常有困难，最好由家属或护理人员代点。可半躺或平卧，也可靠在椅子上。瓶口不要接触到眼睑及眼睛，手指也不要触摸瓶口，以免污染。用手指轻轻拉开下睑，挤压瓶身，使药水滴入下部结膜囊内，每次滴入1～2滴即可，轻闭双眼3～4分钟，以利药水能很好吸收。每次滴眼后应盖好瓶盖，藏于冰箱冷藏室（4～8℃），避光。片剂或粉剂包装的，应先溶解于同一包装的药水中再使用。病眼有炎症时，应暂缓使用白内障药物至炎症消退。药水开瓶后在2～4周内使用，过期或发现有混浊物及异味的应抛弃。点药水前应清洗双手。眼药水应与其他外用药水分开放置，以免混淆。眼药水放置处应避免小孩玩弄。点眼药水后，如感觉有奇痒、疼痛、局部红肿等现象应停止用药，若症状明显应立即到医院就诊。

怎样识别与保存治疗白内障的眼药水

药厂生产治疗白内障的眼药水，为保持药效，大部分以片剂（粉剂）与水剂分开包装，使用时，把片剂（粉剂）倒入水剂中摇匀，充分溶解后滴眼。应用时需注意：a. 看药瓶外包装是否完整，有无渗漏、破溃。b. 看出厂日期、使用日期是否在保质期内，一般眼药水如没有打开使用，保质期为2

年。c.片剂(粉剂)是否完全溶解在水剂中,障翳散、麝珠明目液等中药制剂可能会有部分不能溶解的沉淀物。d.开瓶后2~4周用完,每次使用前应查看有无絮状物和异味,如有应弃之不用。e.每次使用后尽量把药瓶置于阴冷处(冰箱最佳),平时也切勿贴身放置。

患了白内障生活上应怎样调养

有人说,得了白内障(主要指老年性白内障)与环境、生活和职业关系不大,饮食和生活上不用多注意。这种看法是不全面的。任何慢性病(包括全身疾病)与生活、环境、家庭、情绪以及职业都有千丝万缕的联系,对疾病的发生、发展和转归有极大影响。俗话说,对慢性病的治疗是"三分治疗,七分保养",对白内障的治疗也是一样,千万不可麻痹大意。在生活上应从以下几个方面加以调养。

① 饮食起居要规律,注意劳逸结合。

② 阅读和看电视时间应适当控制:老年人由于晶状体的弹性减退,睫状肌的调节力减弱,看书或写字时间长一些会引起眼睛胀痛,甚至头痛不适。阅读、写字、看电视时间应控制在1小时之内,每隔1小时应到户外活动一下或闭眼休息,晚上或光线较差时最好不要看书。

③ 阅读和体育锻炼应合理安排。

④ 要心胸开阔,性格开朗,遇到不顺心的事或烦恼的家庭琐事要注意控制情绪,正确对待,妥善处理。

⑤ 每晚保持充足的睡眠,有失眠或神经衰弱者用镇静安眠药或中药调理。

⑥ 按时点用治疗白内障的眼药或服用口服药，要持之以恒，从不间断。

⑦ 有屈光改变者，应到医院检查，配戴合适眼镜。

⑧ 定期到医院行裂隙灯显微镜检查，观察白内障发展情况，有条件者可进行白内障定量分析。

老年性白内障病人在饮食上应注意些什么

对老年性白内障病人饮食上的要求，也是所有老年人都应注意的问题。总的原则是低热量、低脂肪、低糖类，但要有充足的蛋白质、维生素和微量元素。多吃富有维生素C的水果和蔬菜，如卷心菜、花菜、苹果、鲜枣、桃子、红果、橙子、红茄子椒、柿子等。

纤维素主要存在于蔬菜和各类食品中，可降低血中胆固醇，预防动脉粥样硬化，不过对肝硬化、食管静脉曲张和溃疡病出血者不宜多吃，以免引起消化道出血。碘化物及碘酸盐可刺激循环，增加眼的血液供应、促进混浊的吸收。含碘食物有海带、紫菜等。每周可吃1~2次。手术后要少食或不吃海鲜、羊肉、香菜等食品，因为这些食品含增加组织对外界刺激（白内障手术对眼组织的刺激）反应能力，加重术后炎性反应的程度。

白内障病人可以参加体育活动吗

早期老年性白内障病人，视力没有很大影响，可以参加一些自己喜欢的、已经习惯的体育锻炼，对老年人达到心情、身体和精神各方面协调平衡都有益处。

中、晚期白内障病人，视力有一定程度的下降，一些需要目力和有一定危险程度的运动，如射击、打球（各类球）、登山、自行车、驾驶等就不适合。可改选比较安全、缓和的运动，如散步、打太极拳、甩手运动等。

白内障术后病人，由于手术方式的改进，术后当天（几小时后）即可单独下床活动。几天后，在医生的指导下可以恢复体育锻炼，但不宜做剧烈运动。所谓剧烈运动，指带有爆发力的、要屏气的动作，以避免对眼球加压、施力的动作，如眼保健操和眼球按摩。

白内障病人应怎样服用维生素

身体健康，胃口正常，饮食上无不良习惯的老年人一般并不需要额外补充维生素。对于白内障来讲，有人认为需要另行补充，也无不可。

① 维生素C：长期服用可以明显减少老年人的晶状体混浊，有助于推迟白内障的发生。它可以保护晶状体及其里面的蛋白质免受损害。研究认为，每天摄入250～500毫克足够了。若大量服用，会出现一些不良反应，如易形成肾结石，引起恶心、呕吐、腹痛、腹泻等。

② 维生素E：维生素E对晶状体有保护作用，近年来还认为，对防治动脉粥样硬化和冠心病有作用，并认为可以抗衰老。服用的人日渐增多，不再仅仅限于用在妇女的习惯性流产等，而且服用剂量也增大许多。每天补充

60~300毫克，其实，一般一天100毫克足够了。倘若每天用量大于400毫克，长期应用，有可能引起血栓。若有严重高血压、心肌损害和用胰岛素治疗的糖尿病病人，更应慎用。

目前使用维生素C和维生素E盛行大剂量，特别是从国外带回的。但是，过量维生素对健康无益，应该适当控制。

③ 维生素B_2（核黄酸）：每天可服用5~30毫克。与维生素C有竞争吸收作用，不宜与维生素C同时服用。

④ 维生素A和维生素B_1与白内障无关。

戴墨镜能预防白内障吗

目前已知阳光和紫外线是白内障（主要是老年性白内障）的病因之一，长波紫外线（300~400纳米）可造成晶状体蛋白的化学变化及生长活跃的上皮细胞的病理变化。几乎所有大于300纳米波长的紫外线均能穿过正常人的角膜和房水。随着年龄的增长，紫外线产生荧光色基在角膜内蓄积。人眼晶状体终身处于紫外线照射下，正常情况下，虽然只有少量的阳光射线进入眼内，但晶状体长期遭受紫外线照射后，可产生累积性的光化学损伤。光化学累积损伤的结果，可产生晶状体显色团。当晶状体老化时，紫外线产生的晶状体显色团数目和浓度均有所增加，最终导致深棕色白内障的发生。

在夏天紫外线强烈时，在雪地里、在高原地区戴墨镜能有效阻挡一部分紫外线的作用，对白内障的预防有一定效果。

老年性白内障病人应怎样保健按摩

正常的晶状体富有弹性，使眼睛具有很强的调节功能。到中年后，晶状体的弹性减退，睫状体的调节能力也下降，看近处的细小字体及物体模糊不清，甚至出现重影或串行。同时，伴有头痛、眼痛等疲劳症状，这就是所谓的“老视眼”或称“花眼”。此外，晶状体的透明度也会随着年龄的增长而出现进行性混浊。混浊从周边开始，呈楔形，逐渐失去透明性，形成白内障。这是一种衰退性的改变，是自然的衰退规律，不必为此而悲观失望。只要采取一系列积极的保健措施，能缓解和推迟衰老过程。

保健按摩是一套对中老年眼睛生理特点，并结合中医十二经脉理论而编制的中年眼保健法。该法有助于健眉、明目、增加视力，消除眼疲劳。全套共 11 节，下面分述之。

1. 按、敲、揉攒竹穴

① 按攒竹穴：以双拇指指端罗纹面分别置于双攒竹穴处（眉头内侧凹陷处），按下时吸气，呼气时还原。有酸胀感为佳。重复 5~7 次。

② 敲攒竹穴：以双中指指端有节奏地敲两攒竹穴，重复 16 次。

③ 揉攒竹穴：以双中指指端罗纹面揉攒竹穴，顺、逆时针方向各 8 次。

2. 按、敲、揉睛明穴

① 按睛明穴：以一手拇指（左或右）和示（食）指分置于双睛明穴，向下按时吸气，呼气时还原，向上挤时吸气，呼

气时还原。一按一挤，重复 5~7 次。

② 敲睛明穴：双手中指端有节奏地敲双睛明穴，重复 16 次。

③ 揉睛明穴：以双中指指端罗纹面揉睛明穴，顺、逆时针方向各 8 次。

3. 按、敲、揉上明穴

① 按上明穴：以双拇指指端罗纹面分别置于双上明穴处（眉弓中点、眶上缘下），按下时吸气，呼气时还原。重复 5~7 次。

② 敲上明穴：以双中指指端有节奏地敲两上明穴，重复 16 次。

③ 揉上明穴：以双中指指端罗纹面揉两上明穴，顺、逆时针方向各 8 次。

4. 按、敲、揉瞳子髎穴

① 按瞳子子髎穴：以双拇指指端罗纹面分别置于双瞳子子髎穴处（眼外眦外约 5 分），按下时吸气，呼气时还原。重复 5~7 次。

② 敲瞳子子髎穴：以双中指指端有节奏地敲两瞳子髎穴，重复 16 次。

③ 揉瞳子子髎穴：以双中指指端罗纹面揉双瞳子子髎穴，顺、逆时针方向各 8 次。

5. 按、敲、揉承泣穴

按上法①、②、③的程序操作，施术于承泣穴（眼平视时，瞳孔正下方，眼球与眶下缘之间）。

6. 按、敲、揉太阳穴

按第 1 法的顺序与操作，施术于太阳穴（眉梢与眼外眦之间，向后 3 厘米（一寸）许凹陷处）。

7. 按、敲、揉四白穴

按第1法的顺序与操作，施术于四白穴（眶下孔处）。

8. 运动眼球

① 吸气时，双眼球向上转；呼气时，双眼球向下转。重复5~7次。

② 吸气时，双眼球向左转；呼气时，双眼球向右转。重复5~7次。

③ 吸气时，双眼向左上方看；呼气时，双眼向右上方看。重复5~7次。

④ 吸气时，双眼向左下方看；呼气时，双眼向右下方看。重复5~7次。

⑤ 先逆时针方向旋转双眼球，后顺时针方向旋转双眼球。重复5~7次。

9. 锻炼睫状肌

紧闭双眼，几秒钟后尽量睁开双眼，尽力望远，看远处一目标（树或山峰）几秒后，再看自己鼻尖。重复5~7次。

10. 眨眼运动

紧闭双眼，两手掌互擦至热，趁热将两手掌心分别紧贴双眼球上，同时睁开双眼，静静默数，眼眨动8次。重复3遍。

11. 轮推眼眶

① 以双中指指端罗纹面分别置于两眼眶鼻侧，按下时吸气，呼气时还原，移动手指沿眼眶转至原处为1次，重复3次。

② 屈曲四指成拳，用拇指压住拳眼，分别以两拇指指脊关节部沿眼眶轻敲一圈为1次，重复5~7次。

③ 双示指屈成弓状，分别以第二指接桡侧面紧贴上眼

眶,自内向外,先上后下,再先下后上,抹推眼眶。

注:做该套各节练习之前,应洗净双手并擦干。操作时,动作要轻柔,要有节奏,避免损伤眼部皮肤。皮肤干涩时可涂一点眼膏施术。局部有疖肿或皮肤损伤时禁止施术。

白内障能预防吗

白内障虽不是一个大毛病,但它可引起视力严重减退,影响日常生活、工作、学习,是老年人常见眼病。因此预防白内障,显得尤为重要。诱发老年性白内障的原因很多,平时除注意锻炼身体,调节情绪变化,加强营养外,还要注意用眼卫生。

① 老年人应在充足而且柔和光线下读书看报,一般半小时左右,向远处遥望片刻。

② 看电视时,不可离得太近或看得太久,白内障病人应少看电视。

③ 经常闭目养神,尽量避免做一些精细的工作。

④ 当太阳活动在高峰期,不宜多晒太阳。

⑤ 调整屈光,若有老花眼、近视应尽早配眼镜,可减轻晶状体疲劳,防止白内障的发生。

注意营养结构,平时适时摄取动物肝、肾脏、瘦肉、鱼虾、胡萝卜、西红柿、大枣、香蕉、山楂、苹果、核桃、花生米、黑芝麻、豆腐等食品。

下面介绍一种简单眼保健法。

① 捏耳垂法:每日早晚捏按耳垂正中(耳针眼穴)50 次。

② 击穴法：用手示指对眉毛（丝竹空）、中指对眉中央（鱼腰穴）、无名指对攒竹穴，轻轻叩击36次，早晚各一次。

③ 按睛明穴法：早晚用示指、中指垂直在两眼内眼角，上下按36次。

④ 目运动法：早晚让眼球交叉转动，头微动；目向两极各转动20次。

老年性白内障术后应如何护理

以前白内障手术后一定要病人绝对卧床休息7天左右，头的两侧还要固定，以防止头部活动，生活需别人帮助照料。现在，由于显微手术的开展，白内障手术技术的不断改进，白内障手术后不必绝对卧床，生活可以自理。尤其是小切口手术，在有条件的地方已经可以作为门诊手术进行了。但是，白内障术后还是有许多要加以注意和护理。a.避免剧烈活动，不要用力挤眼，不宜做眼保健操和眼球按摩动作。避免用力屏气、咳嗽或打喷嚏。因为这些动作不利于伤口愈合，还可造成伤口裂开。b.饮食宜清淡，可按平时进食量即可，蛋白质、维生素C可略丰富些。不必特意增加营养补品等。不吃难以咀嚼的硬性食物，不吃辛辣刺激性食物，不吸烟喝酒。c.保持大便通畅，如有便秘可适当用些缓泻药。d.术眼要戴金属保护眼罩，以避免碰撞伤口。每日换药1次，注意术眼有无分泌物、眼部有无不适、疼痛或有低热、头痛、呕吐等。如有，应及时告诉医生。e.保持头面部清洁，特别是手术眼周围更要小心，手术后一周内不要洗发、冲淋头面部，以免脏水进入眼部引起眼内感染。

f. 高龄老年病人，尤其全身有各种疾病（如冠心病、高血压、糖尿病等）的病人，术后应特别注意全身疾病的变化，并用适当的药物治疗。g. 出院后，局部应根据医嘱按时滴眼药水，定期门诊随访检查。

白内障术后是否需吃补品

白内障手术后并不要求吃什么补品来帮助康复，但是，不同的手术方式在饮食上也有需要注意的地方。

如果手术是传统的白内障囊内摘除术，因为切口较大，除了不能有剧烈运动以保证切口愈合外，饮食上要求食用易于消化的半流质或软食。吃饭时不要过急或过快，饭菜不能过热过凉，要可口，注意饮食卫生，不能引起胃肠不适。有剧烈恶心、呕吐对伤口愈合不利。

如果是现代白内障囊外摘除和人工晶状体植入术，手术切口小，术后即可正常进食。但要注意食品的卫生，按照平时进食量即可，不必特意增加营养补品之类。注意不吃难以咀嚼的硬性食物，不吃辛辣刺激性食物，不吸烟喝酒。在康复期间饮食宜清淡，蛋白质可略丰富些。探望病人时可送些富含维生素 C 的水果等，有咳嗽病史的病人可送些梨，它有润肺、化痰、止咳、退热、降火等功效。对便秘史者可送些香蕉，它有润肠通便的作用。夏天可送西瓜，它有去暑利便的作用。至于市场上的多种补品，对白内障手术的康复未必有什么特殊意义。

尤其是糖尿病病人，在白内障手术后要坚持饮食控制，不能因滋补而破坏饮食计划，特别是有些病人好不容易才把血糖降下来，使白内障手术得以进行。手术成功后，血糖的稳定有利于伤口的恢复，在饮食上放松控制是万万不可的。

白内障手术后应怎样定期复诊

术后病人应该在24小时内进行复查，观察伤口闭合情况、前房深度和渗出反应、眼内压和人工晶状体位置等。常规用药包括抗生素滴眼液和皮质类固醇滴眼液。术后第1天复查，注意有无并发症，然后第2天或第3天复查，以后1周复查一次，1个月后每2周复查一次，满3个月可验光。

后房型人工晶状体的术后并发症一般发生在2周内，超过这段时间后很少发生。手术顺利，术后炎症反应极轻的病例，术后每天检查时应予以托吡卡胺滴眼液点眼，以活动瞳孔。但如术后炎症反应重，前房渗出较多，甚至出现成形渗出，应该采取积极措施散瞳。一旦粘连，应毫不犹豫地用阿托品散瞳，直至把已粘连的瞳孔拉开。

白内障手术后还需配镜吗

白内障摘除术无论是植入人工晶状体的，或是未植入人工晶状体的，视力恢复到十分理想程度的并不多见，他们往往还需要配戴或深或浅的眼镜才能满足看清远处物体和阅读等看清近物的需要。人工晶状体与眼本身原有晶状体不同，前者是有机化合物合成并加工而成，它没有调节功能，所以人工晶状体眼不能兼备既看远又看近的功能，需根据病人的不同要求再验光配戴合适的眼镜。白内障摘除手术需在眼角膜缘切开长约10毫米的切口，手术结束时再将切口缝合。因此，手术切口的组织愈合，术后缝线张力的变化，手术所致角膜屈光及散光的改变，都需要经过一段时间才能稳定下来。一般讲，白内障现代囊外摘除术后大约需要10周可基本稳定。即使采用白内障超声乳化术，角膜缘切口缩小到3~6毫米术后散光明显减少，但仍不能完全消除手术对角膜屈率的改变。因此，验光配镜最好在手术后3个月比较合适。

通过电脑验光仪、检影验光以及给病人试戴眼镜来完成必要的验光全过程。验光结束给病人试戴半小时左右，既能看清或远或近的东西，又没有眼部不适的感觉；走路没有觉得路不平和眩晕感；看报半小时左右仍很清晰而不觉模糊，即为比较正确的度数。3个过程互相结合，可弥补各种方法的不足之处。如无电脑验光，通过检影验光和给病人试戴相结合来解决。单凭电脑验光会有较大的误差。

如单眼白内障手术后，也是术后3个月时验光。是否需戴镜因人而异。如未植入人工晶状体，与未手术眼相比，配戴的眼镜两眼要相差上千度，若是普通框架眼镜，病人多无法忍受。另一种是配戴角膜接触镜(俗称隐形眼镜)，这种眼镜对眼部要求高，配戴也需灵活一些，对老人未必方便。故有的病人在另眼也手术后3个月才去试配镜，在这之前暂不配镜。两眼物像的大小相差太大(正常人只能耐受5%的物像差)。看物体时，矫正眼在视网膜上所形成的物像较正常大20%~30%，故两眼的物像不能融合在一起，引起头晕、目眩。它直接和角膜接触，镜片与角膜之间不像普通眼镜一样有空间存在，两眼的物像相差不大，绝大多数病人能克服普通眼镜的缺点而获得双眼单视。

单眼白内障术后的病人为何不能配戴框架眼镜

两眼屈光不等，称为屈光参差。两眼屈光度相差2个屈光度以上为病理性屈光参差。屈光度差2~4个屈光度时，可行全矫正。最高差值在6个屈光度，产生融合困难，不能产生双眼单视。故专家多主张两眼矫正镜片差度以不超过2个屈光度为原则。单眼白内障手术后的无晶状体眼为高度远视眼，为10~14个屈光度，所需矫正镜片的屈光度很深。存在有明显的光学缺点。无晶状体眼戴用框架眼镜后物体放大可达25%~28%，对一眼无晶状体的病人来说，该眼与对侧健眼看到的物像，不能在视中枢形成双眼单视，因而发生叠合性复视，使病人无法接受。所以，单眼白内障手术后的病人不适合配戴框架眼镜。

人工晶状体手术后为什么有些人还需配戴眼镜

白内障手术中人工晶状体得到越来越广泛的应用，其优点也在不断地增加，但它仍是一项正在发展、尚需逐渐提高的新技术。植入人工晶状体后为什么仍需配戴眼镜，有以下几个因素。a.在手术之前应正确测量眼轴的长度、角膜的屈率，以计算人工晶状体的屈光度数。如果测量和计算上有误差，植入人工晶状体度数不准确，造成新的屈光不正。这种不准确对术后视力有很大影响，只有通过验光配镜来解决。b.内眼手术时角膜缘切口的部位和大小、缝线的数量及松紧均会给术后带来散光，影响视力的恢复。

总之，如果人工晶状体度数测量准确，切口与缝线造成角膜散光轻，晶状体植入位置正，那么视力恢复好。但是目前一般植入的人工晶状体均为单焦点，没有调节力，不能满足既看远又能看近的需要，故一般术后 3 个月仍需要配镜，以弥补无调节屈光力的缺点。

人工晶状体植入后病人还应注意些什么

人工晶状体植入后，病人视力可以得到提高，但有些人过了几天或几个月后，视力又不如刚手术后的视力，这是什么原因呢？这主要是由于病人对术后的复查不够重视，没有及时处理术后出现的一些组织反应与变化。植入人工晶状体后要注意以下几个问题：a. 思想上重视。术后要按医嘱定期门诊随访，不要认为做了手术就万事大吉。人工晶状体毕竟是一个异物，如不注意观察或不注意保护，往往会导致严重并发症。b. 人工晶状体术后会有伤口不适，但不会超过一周。术后患眼包扎 1 天，术后 3 日宜天天复查，注意术眼有无疼痛、人工晶状体有无脱位与偏位、眼前节有无炎症渗出、瞳孔有无粘连等，应及时发现及时处理。c. 术后 1 个月内应每周到医院检查 1 次，包括视力、内眼及眼底情况。1 月后每 2 周复查 1 次。d. 术后 1 个月内，按医嘱每日滴用抗生素和皮质类固醇眼水。对术后局部反应重且时间较长者，要注意眼压。e. 术后 3 个月内应避免剧烈运动，防止低头用力，保持大便通畅，避免碰伤术眼，生活起居要有规律，避免过劳，饮食要少吃或不吃刺激性食物，如辣椒、大蒜等。f. 术后3个月可到医院做检查和验光，有屈光不正者需配镜矫正。

人工晶状体植入后多久需要更换

人工晶状体是矫正无晶状体眼最有效的方法。一次成功的手术，可使人工晶状体在眼内永久保留，这一点对老年人尤为重要。但是，当人工晶状体植入后出现一些情况，可能要取出人工晶状体。如：a. 人工晶状体制造或消毒不当引起眼内感染；b. 人工晶状体大小不合适引起眼痛、虹膜角膜组织损害和角膜内皮明显损害；c. 慢性葡萄膜炎久治不愈；d. 人工晶状体眼有不能控制的角膜大泡性病变；e. 难以控制的青光眼和浅前房，广泛前粘连伴有眼压升高；f. 任何难以解释及控制的黄斑囊样水肿；g. 葡萄膜炎－青光眼－出血综合征。

需要更换人工晶状体的原因有：a. 人工晶状体屈光度与实际需要极不符合，病人有不适主诉且无法用戴框架眼镜和角膜接触镜来矫正视力。b. 人工晶状体发生半脱位或全脱位引起眼内组织损伤。c. 人工晶状体表面有大量色素斑点覆盖，局部用激素治疗未能消除，对视力有较大影响。d. 做眼后部手术时受到人工晶状体的妨碍。

人工晶状体取出后是否换一个新的人工晶状体取决于其临床病症是否可以改善。无论是人工晶状体取出和更换都要慎重。取出和更换人工晶状体的技术有一定难度，对该手术危险性应多加考虑。眼科医生会合理地估计已有的临床并发症，取出人工晶状体过程所致的眼外伤和二次植入人工晶状体是否会引起过多的组织扭曲及进一步的眼部状况恶化。同时，还要结合医生的能力、手术技巧和适当的设备等来考虑。最好能请在这方面有经验的医生会诊和参加手术。

先天性白内障会遗传吗

先天性白内障是否会遗传与先天性白内障发生的原因有关。

先天性白内障分内源性及外源性两种。内源性白内障是由于基因缺陷所致，又称为遗传性白内障，约占先天性白内障的25%。其中常染色体显性遗传最为常见，占遗传性白内障的75%。发病原因是由于父母双方至少有一人带有这种有缺陷的基因。当他们把这种基因遗传给下代时，下代即可出现先天性白内障，无论男女皆可发病，可连续传代。常染色体隐性遗传者，多与父母近亲婚配有关，近亲婚配后代的发病率比随机婚配后代的发病率高10倍以上，临床上比较常见的是核性白内障。临床上，X连锁隐性遗传性白内障最为少见，男性病人多表现为核性白内障，白内障静止不发展或逐渐发展至成熟期白内障。女性为携带者，可表现为Y字缝混浊，没有视力障碍。无家族史的散发性先天性白内障，有可能是常染色体显性基因突变所致，病人为家族中的第一代白内障病人，其子女有50%的患病机会。

因此，内源性原因引起的先天性白内障是会遗传的，外源性白内障不会遗传。

先天性白内障手术后应怎样护理

一个手术的成功，除了医生精湛的医术外，还离不开术后精心护理。由于显微手术的开展，缝线、缝针的改进，超声乳化术的应用，白内障术后伤口对合比较严密，并发症已大大减少。但因小儿生性好动，术后打针、换药不予配合，故术后仍应重视护理，以免产生并发症。术后，应让孩子尽可能多卧床休息，避免头部过多地活动，避免剧烈地奔跑、蹦跳，避免孩子奔走时撞伤眼睛，或用手用力揉搓眼睛。术后给予较柔软的食物，以减少用力咀嚼对眼睛的影响，少吃刺激性食物，如有咳嗽、便秘者，应给予药物缓解。每天换药一次，注意有无眼睑的红肿，分泌物的多少，伤口有无裂开，前房有无反应等。术后应用金属眼罩，保护眼球以免撞伤等。注意患儿术后的体温，若体温增高，应查明原因。

先天性白内障术后视力能提高吗

先天性白内障术后视力能否提高，与很多因素有关。

白内障的类型、手术时间的选择、采用的手术方法、有无手术并发症的出现，以及是否伴有眼部其他畸形等因素直接影响白内障手术后的疗效。

一般来讲，大多数先天性白内障患儿，在手术成功地摘除白内障后，及时给予屈光纠正，进行弱视眼的训练，视力都会较术前有提高，但差异很大。

如果先天性白内障患儿伴有小眼球、小角膜等眼部的先天发育异常，即使手术再成功，也难获得较好的视力。

另外，选择适当的手术时间与白内障术后视力能否提高有很大的关系。严重影响视力的先天性白内障应尽早手术，白内障造成弱视的患儿大约在 3 个月后出现眼球震颤，因为眼球固视反射一般在这一阶段形成。眼球震颤一旦形成，即使以后成功地做了白内障摘除术，视力也不能纠正。此类病人很少有视力超过 0.1 的。

单眼先天性白内障的术后视力与是否及时手术及术后是否给予屈光纠正和弱视眼的训练有关。单眼先天性白内障易患视觉剥夺性弱视，术后应遮盖健眼，术眼配戴角膜接触镜，防止弱视发生。

先天性白内障患儿应怎样防治弱视

先天性白内障如不及早手术会因视觉剥夺，形成弱视。如果双眼白内障手术间隔时间太长，造成双眼发育不对称，单眼的先天性白内障如果手术太晚或未及时给予配镜和进行视功能的训练，都会发生弱视。

该如何防止弱视的发生呢？单眼白内障手术后弱视的最有效治疗是遮盖健眼，遮盖的时间应根据双眼的相对视力而定，一般每天遮盖清醒时间的一半。双眼的白内障病人，双眼手术应于 1 周内完成，并一直遮盖第一手术眼至第二眼手术完成后，再将双眼一同去除遮盖，以防第二只眼形成弱视。

大多数先天性白内障手术摘除晶状体后未植入人工晶

状体，那么晶状体的缺失，使光线不能在视网膜上形成清晰的像，患儿不可能获得好的视力而造成弱视。因此患儿术后应及时予以配镜。双眼手术的，可很好接受配戴普通的眼镜，普通眼镜优点是安全、经济，屈光可随发育而改变，但存在光学像差等缺点。如单眼手术，可考虑给予配戴角膜接触镜，角膜接触镜的优点是可随患儿的眼球发育而改变屈光度，很少有光学像差。但角膜接触镜可能引起角膜炎导致严重的并发症。另外，角膜接触镜易丢失，如家长未及时发现，也可造成弱视。对于角膜接触镜不能耐受的单眼无晶状体儿童，表层角膜镜片可能是接触镜的最好替代品，但术后常因植片水肿、混浊，影响视力。另外，屈光度不能随眼轴变化而改变。

防止弱视的最好办法是手术后时配镜、进行视功能训练，弱视的处理是视力改善的主要关键。

先天性白内障术后应怎样配眼镜

患儿白内障术后因缺失了晶状体，光线进入眼球后不能清晰地聚焦在视网膜上，患儿无法清晰地视物，应配戴眼镜来代替晶状体，时间一般应在术后 3 个月左右。

双眼行白内障手术者，可配戴普通的眼镜，应先行验光，根据度数配戴合适的镜片。无条件验光者，可根据术前的屈光状态推算，一般估计为 +10 个屈光度 ~ +14 个屈光度，加上（远视）或减少（近视）原有的屈光度数的 1/2，为配镜度数。视近时，再加上 1 ~2 个屈光度。年龄较大且能合作的儿童也可配戴角膜接触镜。

单眼白内障手术者，因配戴普通的眼镜后，两眼的物像相差太大，物像不能融合，患儿戴镜后会产生头晕、目眩。因此，不能配戴普通的眼镜，可到医院验光配戴角膜接触镜。

部分已植入人工晶状体的患儿，因术前测量眼轴、角膜屈率存在困难，从而造成误差，视力纠正不理想，这时应仔细地进行屈光检查，测定残余度数，再配戴普通的眼镜加以纠正。

应怎样喂养先天性白内障患儿

先天性白内障患儿常合并有全身其他部位的发育障碍，有的伴有四肢畸形、智力低下，如不注意患儿的喂养，给予合理的饮食，会引起患儿营养不良。因此，应注意下列几个方面：

① 要有耐心和爱心：大脑发育不良的患儿往往消化能力比较差，食欲低下，常偏食、挑食。在婴幼儿时期，家长应格外细致耐心，多给予一些营养高、易消化的食物，决不能因为孩子喂养困难而失去耐心和信心。如果在饮食方面加以调养，予以科学喂养，可以改善患儿的发育不良状况。

② 饮食结构要合理：对于患儿每日的摄食要注意蛋白质、维生素等的搭配。可多给孩子吃一些肉、蛋、鱼、奶制品之类的食物，以增加蛋白质的摄入量。同时也要多吃蔬菜、水果，增加维生素的摄入量。另外，要注意孩子的饮食习惯，养成良好的进食习惯，更要注意饮食卫生。

③ 提高孩子的饮食兴趣：白内障患儿因视力差，对外

界事物不感兴趣，反应迟钝，对饮食也兴趣不高。对这些患儿的饮食应经常变换花样，注意饭菜的色香味，给予颜色鲜艳的食物，可以增加孩子的食欲。只要家长加以精心调养，孩子的饮食兴趣、营养状况是可以提高的。

应怎样照顾先天性白内障患儿

先天性白内障患儿由于视功能不好，智力发育和活动能力都受到影响，如果合并有其他的畸形，影响更大。

① 要在生活上多加照顾。患儿因为视力差，生活和活动能力及自制力相对较弱，活动迟缓易碰撞摔倒，对外界反应迟钝，学习能力较差。家长应付出更多的爱心，生活上多给予照顾，耐心细致地引导孩子，从简单到复杂，逐渐提高生活自理能力。

② 学习上应耐心辅导，循序渐进。有的家长认为孩子生理上有缺陷，对其学习放任不管或不切实际地对孩子要求太严，影响孩子的学习积极性。作为家长应根据孩子的实际情况，制订合理的学习计划，从浅到深，从易到难，对孩子的点滴进步都应该加以肯定、鼓励，利用孩子听力和记忆力较好的特点，多讲、多听，刺激其智力的发育。

③ 视力差的孩子因行动迟缓，限制了其参加集体活动的能力。长此以往，有的孩子养成了一种孤僻、内向甚至古怪的性格。作为家长应主动带其参加一些有意义的活动，对孩子的过错，不要粗暴训斥、过分指责，对他的每一点进步，应该鼓励、肯定，让孩子逐渐和周围的世界融合在一起。

世上无难事，只要肯登攀。只要家长付出爱心和耐心，白内障患儿一定可以像其他孩子一样健康成长。

应怎样辅导先天性白内障患儿的学习

先天性白内障患儿因视力较差,从外界得到的视觉信息比较少。孩子与外界很少沟通,势必影响其智力发育和活动能力。对待这部分患儿,辅导其学习一定要有耐心。患儿虽然视力较差,学习效率低下,但相应代偿的是听力和记忆力较好,可弥补其视力的不足。家长应当不厌其烦地讲解,提高孩子的学习兴趣,要坚持不懈,持之以恒,才能取得成功。

为了提高刺激孩子的视功能发育,除提高孩子的学习兴趣外,学习用品应当色彩鲜艳,图片及字应尽量大一些,学习上要循序渐进,步步深入,扎扎实实。孩子应当养成良好的学习习惯,上课认真听讲,尊重老师,要设法让孩子了解自己的生理缺陷,克服困难,坚持完成学习任务。

另外,家长应对孩子要求严格,注意纠正不良习惯,不能因为孩子生理有缺陷,放松对他的严格要求。当然,对孩子的要求也不能过高,否则,孩子会因经常达不到家长的要求而对学习失去信心。

外伤性白内障术后应怎样护理

外伤性白内障术后并发症的发生率较其他白内障高,因此手术后的护理尤为重要。

① 如在全麻下进行的白内障手术，术后回病房时尚处于昏睡状态，因此应继续保持平卧位，头略偏向一侧，以保证呼吸道通畅；呕吐时，应随时将口鼻内黏液、食物吸净。如是小儿，在患儿完全清醒前，要有专人在床旁观察病情，防止撕抓敷料，并暂避免进食。局麻病人术后当天也应注意卧床休息，饮食以半流或易消化软食为宜。

② 如手术顺利，术后一般第一天即可离床，但应避免剧烈活动，不要用力挤眼，有咳嗽应服镇咳药，并保持大便通畅，不宜用力屏气。

③ 术后24小时开始局部换药，每日1次，主要观察眼内变化，并做到及时对症处理，防止并发症的发生。

④ 若同时有眼周组织器官复合伤或全身性疾病者，应注意全身情况及时观测体温、脉搏、呼吸、血压等，必要时应请专科医生协助治疗。

外伤性白内障术后为何不宜戴框架眼镜

外伤性白内障与其他白内障术后一样，也需要配戴眼镜。光线进入眼内要经过晶体的屈折聚焦才能在视网膜上显示出清晰的物像。白内障术后，眼睛好像没有了镜头的照相机，光线没有晶状体（镜头）的屈折和聚焦直接投射到机网膜上，不能形成清晰图像。虽然白内障术后眼睛重见了光明，视力有所提高，但也只能看见较大物体的轮廓，还不能看书、写字，更不能做精细的工作。要恢复无晶状体眼的正常视力，必须配戴镜片。

外伤前病人是正视眼，白内障术后一般需要戴 +12 个屈光度左右的远视镜片。原来是远视眼或近视眼，所戴镜片度数必须相应增加或减低。但这种带框架的眼镜只适合于双眼都是无晶状体的眼。如果一眼为无晶状体眼，另一眼视力好，不能戴这种眼镜，因为无晶状体眼戴镜后物像要放大25%~30%，两眼间物像相差过大，超过了视觉中枢的融合能力，会产生复视、头晕等症状。外伤性白内障大部分为单眼发病，术后不宜配戴框架眼镜，以选用角膜接触镜或植入人工晶状体更为理想。

外伤性白内障术后应怎样配戴隐形眼镜

角膜接触镜即人们常说的隐形眼镜。如上所述，角膜接触镜比框架式眼镜更适合于外伤性白内障术后的病人。角膜接触镜分为软、硬两种，硬质角膜接触镜提供高质量的光学特性，特别适合于有角膜散光的病人，容易掌握配戴方法；软性角膜接触镜配戴更为舒适，较少引起角膜病变，不易发生脱落或偏心现象。两者各有其优缺点，只要白内障术后，经裂隙灯检查，无炎症反应，瞳孔保持正圆、正位，没有眼底等异常变化，无论是软接触镜还是硬接触镜，都能得到较好的矫正效果。病人可根据对这两种眼镜的了解，配戴适合自己的镜片，或在医生指导下配戴。另外，倘若角膜上遗有瘢痕或眼内有残存混浊，还可选用带有色素的角膜镜，以增加美容效果。何时配戴接触镜最合适呢？考虑到术眼的安全，不宜过早配戴。因为白内障术后散光的程度有很大差异，随着创口的恢复会逐渐减少，2~3个月后比较稳定。此外，外伤性白内障术后还可有炎症反应。原则上，应在炎症消退、屈光状态稳定后再配戴角膜接触镜；已经开始戴用接触镜者，还应注意定期到医院检查，应术后1周、2周、1个月、3个月、半年、1年随访。

怎样预防外伤性白内障

在日常生活、学习和工作中，眼睛受外伤的机会很多，尤其是儿童和青壮年外伤性白内障时有发生，而且往往是因一时的疏忽而造成终身痛苦。保护好眼睛，防止外界的伤害，是每个人都应十分重视。如何预防外伤性白内障，主要应注重以下几点：

① 积极开展防止眼外伤的宣传教育工作，提高对预防眼外伤的认识。家长及学校老师要经常教育儿童不要拿刀、剪、针、弓箭等锐利的东西当玩具，以免刺伤眼睛；不要用石子、树枝互相打闹，节日不要燃放烟花爆竹，以免发生意外。

② 加强安全工作教育，改善工作环境。发生眼外伤，大多数是在工作中疏忽大意，对生产安全认识不足。通过安全教育使人们认识到一旦发生意外对个人和国家都将带来严重的危害性。改善生产设备、加强防护措施是预防眼外伤的重要因素。严格遵守操作规程，对危险品加强管理，工作时注意穿戴防护衣、面罩及眼镜，避免机械性及放射性损伤的发生。

③ 眼睛受伤后要及时到医院检查，力争早期诊断、合理治疗，争取最佳疗效。

④ 医务人员要深入工农业生产第一线，加强对眼外伤的调查研究，提高防治质量，对一切眼外伤给予力所能及的

及时而彻底的治疗。

⑤ 加强对基层卫生人员的培训工作，使其掌握常见的眼外伤早期处理方法和一般原则。

挂号费丛书·升级版

总 书 目

1. 专家诊治糖尿病并发症 （内 科）
2. 专家诊治痛风 （内 科）
3. 专家诊治血脂异常 （内 科）
4. 专家诊治过敏性疾病 （内 科）
5. 专家诊治失眠症 （内 科）
6. 专家指导高血压治疗用药 （内 科）
7. 专家诊治冠心病 （心内科）
8. 专家诊治高血压病 （心内科）
9. 专家诊治心肌梗死 （心内科）
10. 专家诊治心律失常 （心内科）
11. 专家诊治心脏疾病 （心胸外科）
12. 专家诊治血管疾病 （心胸外科）
13. 专家诊治消化性溃疡 （消化科）
14. 专家诊治慢性胃炎 （消化科）
15. 专家诊治胃病 （消化科）
16. 专家诊治肠道疾病 （消化科）
17. 专家诊治脂肪肝 （消化科）
18. 专家诊治肝病 （消化科）
19. 专家诊治胆囊炎与胆石症 （消化科）
20. 专家诊治胰腺疾病 （消化科）
21. 专家诊治肥胖症 （内分泌科）
22. 专家诊治甲状腺疾病 （内分泌科）
23. 专家诊治甲状腺功能亢进症 （内分泌科）
24. 专家诊治糖尿病 （内分泌科）
25. 专家诊治更年期综合征 （内分泌科）
26. 专家诊治支气管炎 （呼吸科）
27. 专家诊治支气管哮喘 （呼吸科）
28. 专家诊治肺炎 （呼吸科）
29. 专家诊治肺病 （呼吸科）
30. 专家诊治肺结核病 （呼吸科）
31. 专家诊治打呼噜与睡眠呼吸障碍 （呼吸科）
32. 专家诊治中风 （神经科）
33. 专家诊治老年期痴呆 （神经科）
34. 专家诊治癫痫 （神经科）
35. 专家诊治帕金森病 （神经科）
36. 专家诊治头痛 （神经科）

37. 专家诊治眩晕症（神经科）
38. 专家诊治肾脏疾病（肾内科）
39. 专家诊治肾衰竭尿毒症（肾内科）
40. 专家诊治贫血（血液科）
41. 专家诊治类风湿关节炎（风湿科）
42. 专家诊治乙型肝炎（传染科）
43. 专家诊治下肢血管病（外　科）
44. 专家诊治痔疮（外　科）
45. 专家诊治尿石症（泌尿外科）
46. 专家诊治前列腺疾病（泌尿外科）
47. 专家诊治乳腺疾病（乳腺外科）
48. 专家诊治骨质疏松症（骨　科）
49. 专家诊治颈肩腰腿痛（骨　科）
50. 专家诊治颈椎病（骨　科）
51. 专家诊治腰椎间盘突出症（骨　科）
52. 专家诊治肩周炎（骨　科）
53. 专家诊治子宫肌瘤（妇　科）
54. 专家诊治子宫疾病（妇　科）
55. 专家诊治妇科肿瘤（妇　科）
56. 专家诊治女性生殖道炎症（妇　科）
57. 专家诊治月经失调（妇　科）
58. 专家诊治男科疾病（男　科）
59. 专家诊治中耳炎（耳鼻喉科）
60. 专家诊治耳鸣耳聋（耳鼻喉科）
61. 专家诊治白内障（眼　科）
62. 专家诊治青光眼（眼　科）
63. 专家诊治口腔疾病（口腔科）
64. 专家诊治皮肤病（皮肤科）
65. 专家诊治皮肤癣与牛皮癣（皮肤科）
66. 专家诊治“青春痘”（皮肤科）
67. 专家诊治性病（皮肤科）
68. 专家诊治抑郁症（心理科）
69. 专家解读化验报告（检验科）
70. 专家指导合理用药（药剂科）

爱心帖

专家提示

患了白内障不必紧张、焦虑，但需到医院做全面的眼部检查，并保留病史。

平时生活起居要有规律，合理安排好休息与运动。每日三餐除保证足够的营养外，多吃些水果、蔬菜等含维生素量多的食物。防止紫外线的照射，太阳光强烈时外出，需戴防紫外线的墨镜，可用些对晶体状代谢有益的眼药或口服药物。对患有糖尿病或其他内分泌代谢性疾病的病人，应及时治疗，及早控制。如白内障已严重影响正常生活时，可随时进行手术治疗。

《专家诊治白内障》